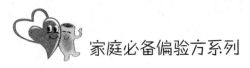

家庭必备偏验方系列

儿科疾病偏验方

主编 刘 俊 石 磊

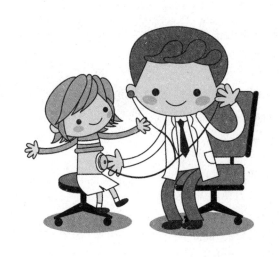

中国医药科技出版社

内容提要

　　本书收载了治疗小儿外感、百日咳、咳喘、厌食、消化不良、营养不良、夜啼、流涎、遗尿、腹泻、常见皮肤病等儿科疾病的有效内服和外用偏方，每方包括组成、制法用法和功效主治，其内容丰富，用料简便，制作详细，主治明确。可供基层医师及中医药爱好者参考使用。

图书在版编目（CIP）数据

　　儿科疾病偏验方 / 刘俊，石磊主编 . — 北京：中国医药科技出版社，2017.5

　　（家庭必备偏验方系列）

　　ISBN 978-7-5067-8900-4

　　Ⅰ . ①儿… Ⅱ . ①刘… ②石… Ⅲ . ①小儿疾病－土方－汇编 Ⅳ . ① R289.54

　　中国版本图书馆 CIP 数据核字（2016）第 306530 号

美术编辑　陈君杞

版式设计　也　在

出版　　中国医药科技出版社

地址　　北京市海淀区文慧园北路甲 22 号

邮编　　100082

电话　　发行：010 – 62227427　　邮购：010 – 62236938

网址　　www.cmstp.com

规格　　880 × 1230mm $\frac{1}{32}$

印张　　5

字数　　107 千字

版次　　2017 年 5 月第 1 版

印次　　2017 年 5 月第 1 次印刷

印刷　　北京九天众诚印刷有限公司

经销　　全国各地新华书店

书号　　ISBN 978-7-5067-8900-4

定价　　**25.00 元**

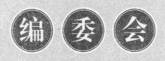

编 委 会

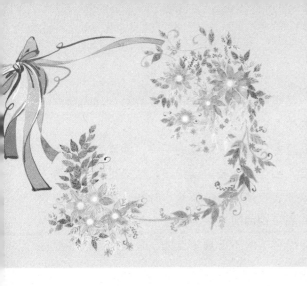

前　言

　　古人有"千方易得，一效难求"的说法。《内经》有"言病不可治者，未得其术也"。"有是病，必有是药（方）"。对于一些家庭常见疾病，一旦选对了方、用对了药，往往峰回路转，出现奇迹。

　　本丛书包括：呼吸疾病、消化疾病、糖尿病、高血压、心血管疾病、高脂血症、痛风、肝病、肾病、肿瘤、风湿性疾病、男科疾病、妇科疾病、儿科疾病、美容养生、失眠、疼痛、五官科疾病，共计18分册。每册精选古今文献中偏验方几百首，既有中药内服偏验方，又有中药外用偏验方和食疗偏方。每首偏验方适应证明确，针对性强，疗效确切，是家庭求医问药的必备参考书。

　　本套丛书引用、收集了民间流传、医家常用以及一些报刊、书籍所载的偏验方，并以中医药理论为依据，以辨证施治为原则，依托中医证型，进行分门别类，去粗存精，避免了众方杂汇、莫衷一是的弊端，使之更加贴近临床，贴近患者，贴近生活，以期达到读之能懂、学以致用、用之有效的目的。

　　本书收载了大量治疗儿科疾病的有效内服偏验方、外用偏验方和食疗偏方，每方包括组成、制法用法和功效主治。其内容丰富，用料采集方便，制作介绍详细，用法明确。

需要提醒的是，偏验方只是辅助治疗的手段，并且因患者病情分型不同，治疗也会大相径庭，若辨证错误，结果可能会适得其反。所以，强烈建议读者在使用书中偏验方时务必在医生指导下使用，并且使用时间的长短由医生来决定。由于我们的水平和掌握的资料有限，书中尚存一些不尽善美之处，敬请广大读者批评指正。

编者

2016 年 10 月

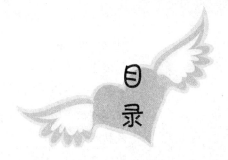

第三章　小儿咳喘 / 19

目 录

第四章　小儿厌食　／　7

第五章　小儿消化不良　／　36

第七章 小儿夜啼 / 61

第十章　小儿疝气 ／ 89

第一章　小儿外感

外感指六淫、疫疠之气等病邪侵犯人体，导致疾病的过程，病邪或先侵入皮毛肌肤，或自口鼻吸入，均自外而入，初起多有寒热或上呼吸道症状，故称。

小儿外感辨证分型如下

1. 风寒束表

发热恶寒，无汗头痛，鼻塞流涕，咳嗽喷嚏，口不渴，咽不红，舌苔薄白，脉浮紧。

2. 风热袭表

发热重，恶寒轻，有汗或无汗，头痛鼻塞流稠涕，咳嗽咽红，或目赤流泪，烦热口渴，舌红少津，舌苔薄黄，脉浮数。

3. 外寒内热

发热恶寒，无汗头痛，面白鼻塞，咽红肿痛，乳蛾焮红，口渴欲饮，舌质偏红，舌苔白，脉浮滑数。

第一节　内服偏验方

麦门冬花粉散

【组成】麦门冬、芦根、天花粉各 10g，藿香叶、薄荷叶各 3g，佩兰叶 2g，荷叶、参须各 5g。

【制法用法】上药共研极细末，和匀，贮瓶备用。口服。每次服 6~9g，每日服 2 次，温开水冲服或布包煎服。

【功效主治】清热生津。主治小儿夏季热。

薄荷散

【组成】薄荷 1.5g，藿香、佩兰、陈皮各 3g，青蒿、连翘、金银花、六一散各 4.5g。

【制法用法】上药共研极细末，和匀，贮瓶备用。口服。每次服 6~9g，每日服 2 次，温开水冲服或布包煎服。

【功效主治】清热利湿。主治小儿夏季热。

石膏汤

【组成】生石膏 10~15g。

【制法用法】水煎服。每日 1 剂，分两次服。

【功效主治】清热凉血。主治小儿高热。

姜糖水

【组成】生姜 15g，红糖 10g。

【制法用法】将生姜洗净，切作片，捣烂，加红糖水煎。趁热饮用，每日 2~3 次，每次 50~100ml。服后盖被见微汗。

【功效主治】祛风散寒。主治小儿风寒感冒之畏寒、头痛、鼻塞、流清涕。

八味清暑丸

【组成】糯稻根、六一散各 15g，大豆卷、干荷叶、金银花各 7.5g，麦门冬、青蒿各 4.5g。

【制法用法】上药共研细末，和匀，水泛为丸，如梧桐子大，晒干，贮瓶备用。口服。每次服 6g，每日服 3 次，温开水送服或捣细化服。

【功效主治】养阴清热、祛暑利湿。主治小儿夏季热。

菊桑口服液

【组成】羊耳菊 30g，桑椹 15g，黄芪、葛根、麦门冬各 10g。

【制法用法】上药加水煎煮 3 次，滤汁去渣，合并滤液，加热浓缩成口服液。贮瓶备用。口服。每次服 10~20ml，每日服 2 次。

【功效主治】清热解肌、益气养阴。主治小儿夏季热。

青香散

【组成】青蒿、薄荷叶、荷叶、藿香各 15g，甘草 9g。

【制法用法】上药微炒，共研为末，和匀，贮瓶备用。口服。每次服 13g，每日服 2 次，开水冲泡，去渣温服。

【功效主治】养阴清热、芳香化湿。主治小儿夏季热。

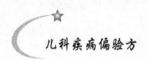

豆卷液

【组成】大豆卷、六一散各 9g，荷梗 9g，薄荷 3g，连翘、银花各 6g。

【制法用法】浓缩液。上药加水煎煮三次，滤汁去渣，合并滤液，加热浓缩成口服液，贮瓶备用。口服。每次服 10ml，每日服 2 次。

【功效主治】清暑利湿。主治夏季热。

第二节　外用偏验方

艾叶杏仁膏

【组成】艾叶、杏仁、桃仁各 15g，公丁香（或母丁香）12g，山栀子、吴茱萸、木通、川芎、升麻各 6g，白胡椒、葱白各 3 茎，鲜荷叶半张，白酒 50ml，鸡蛋 1 枚。

【制法用法】先将前 10 味药共研细末，与葱白、荷叶共捣烂加面粉调匀，加入白酒、鸡蛋清调为糊膏状。收贮备用。外用。用时取药膏适量，以米泔水调匀，贴敷于双足心涌泉穴，外用纱布包扎固定。每日换药 1 次。以足心局部呈青紫色为好。

【功效主治】导热下行。主治小儿夏季热。

稻根膏

【组成】糯稻根（连须）7 株，山栀子 20g，香薷、藿香、佩兰、葛根各 15g，金银花、连翘各 10g，荆芥、苏叶各 6g。

【制法用法】散剂。上药共研极细末，和匀，贮瓶备用。外用。用时取药粉适量，用低度白酒、温水各半调为稀糊状，分别外敷于大椎、肚脐及涌泉穴（双）上。上盖敷料，胶布固定。每日换药1次，5次为1疗程。

【功效主治】芳香化湿、疏风清热、养阴生津。主治小儿夏季热。

茱矾膏

【组成】吴茱萸、明矾各6g。

【制法用法】上为细末，以鸡蛋清调匀成膏状，备用。取药膏敷于两足心（涌泉穴）或手心（劳宫穴），以纱布包扎固定。日换药1次。

【功效主治】散邪逐热。主治小儿感冒。

葱香液

【组成】大葱、香油各适量。

【制法用法】葱叶切断，取葱管中滴出之涎液，再滴入数滴香油，搅匀，备用。外用。用手指蘸油摩擦患儿手足心、头面及后背等处，每日多次。注意勿着凉。

【功效主治】降温退热、解毒凉肌。主治风热感冒。

葱豉泥

【组成】香豉3g、葱白头3根。

【制法用法】将香豉研末，葱白头捣烂如泥，二味混合加入滚开水少许调和，备用。外用。将药末敷贴于劳宫穴（双）上，外以纱布包扎固定。

【功效主治】疏散风寒。主治小儿风寒感冒。

儿童季节性疾病的种类

儿童疾病是随季节而变化的。在气候好时，儿童的身体与精神情况也很好，此期很少发病。在5月和10月，住院的儿童患者很少，而且重症也不多。另外，以5月和10月为分界线，疾病的种类也有所变化。

1. 春季疾病

春季由于气候升温，万物生发，所以是传染病的高发期。在春季发病较多的是麻疹、风疹、水痘、手足口病等。幼儿园里是传染病的高发地带。近年来，水痘在寒冷季节也时有流行，白喉和百日咳等病症在春天也有多发趋势。

2. 夏季疾病

夏季发病较多的疾病有夏季感冒、痢疾、乙型脑炎、日射病等。不过，乙型脑炎和痢疾已经不多见。

3. 秋季疾病

到了秋季，在9~10月左右，哮喘病开始发作。从秋季到冬季，猩红热渐趋猖狂。

4. 冬季疾病

在冬季，气候寒冷，感冒为首发疾病，同时也要注意支气管炎和肺炎，还要注意婴幼儿的腹泻症。过去，在夏天由细菌引起的腹泻较多，而现在，由病毒引起的腹泻则多见于冬天。因此，在患感冒后，就会出现腹泻或呕吐等。

第二章　百日咳

百日咳是由百日咳杆菌引起的一种小儿常见急性呼吸道传染病，其特征为阵发性痉挛性咳嗽，阵咳终末有深长的鸡啼样吸气声，病程可长达 2~3 个月。

中医多称之为"顿咳""天哮""疫咳""痉咳""鸡咳"等名，本病多因外感时疫之邪，初染鼻口，痰火交结，食道不通而致肺气郁闭，肺气受伤，又与伏痰搏击，阻遏气道，肺失肃降而气上逆，遂发本病。

中医对百日咳的辨证分型如下

1. 初咳期

本期有风寒证、风热证两个证型。

风寒证：由风寒外束，肺失清肃，伏痰内阻，肺道失利所致。症状：除起病的感冒症状外，咳嗽声重浊，痰液清稀，面白形寒，舌淡苔白滑，脉浮。

风热证：或由风热所侵，或由寒化热，邪郁肺卫，内伏痰浊，热煎津液，胃热上逆所致。症状：除起病的感冒症状外，咳声亢扬，痰液黏稠，咳兼呕吐，面赤唇红，尿黄便干，舌尖红，苔薄黄，脉浮数。

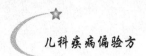

2. 痉咳期

本期有痰热证、痰湿证。

痰热证：由痰热互结，阻于气道，肺道失利，肺胃气逆，痰火伤及血络所致。症状：痉咳剧烈，咳声高亢，痰稠黏难出，咳必作呕，颜面浮肿，目睛、牙龈、鼻腔出血，或痰中带血，心烦不眠，口干口渴，尿黄便结，舌红苔黄而腻，舌下肿胀溃烂，脉数有力。

痰湿证：由痰浊内阻肺络，气逆失利，肺气上逆所致。本证与上述痰热证原因相关，但本证患儿平素属脾虚体质，所以，病机以痰湿为主。症状：痉咳症状不如痰热证剧烈，咳声微缓，痰液较稀，面色苍黄，目胞浮肿，大便稀薄，纳食较差，舌淡苔白而滑或白腻，脉象有力。

3. 恢复期

本期有阴虚证、气虚证。

阴虚证：由久咳伤肺，肺阴不足，余热煎灼所致。症状：痉咳缓解，但咳声嘶哑，干咳无痰，或痰少质稠，面色潮红，神烦盗汗，睡卧欠安，口干口红，苔少而干，脉细数。

气虚证：由久咳伤肺，肺气不足，素体脾弱所致。症状：咳声无力，少痰或痰液稀薄，面白气弱，神疲自汗，手足欠温，食少腹胀，大便溏薄，舌淡苔薄而润，脉细弱。

第一节　内服偏验方

蒜蜜汁

【组成】大蒜头 20g，蜂蜜 15g。

【制法用法】将大蒜去皮捣烂，用开水一杯浸泡，晾凉后再炖1小时。每日1剂，取汁调蜂蜜引服。

【功效主治】清热润燥、杀菌消炎。治小儿久咳不止。

蒜糖液

【组成】大蒜60g，白糖适量。

【制法用法】将大蒜去皮，切碎，加冷开水，浸泡10个小时，滤取清液加白糖少许。5岁以上每次服15ml，5岁以下减半，每2小时服用1次。

【功效主治】止咳祛痰。治小儿百日咳。

核桃梨汁

【组成】梨150g，核桃仁（不带紫衣）、冰糖各30g。

【制法用法】梨洗净，去核，同核桃仁、冰糖共捣烂，加水煮成浓汁。每服1汤匙，日服3次。

【功效主治】清热止嗽。治百日咳。

大梨麻黄汤

【组成】大梨1个，麻黄0.5g。

【制法用法】将梨洗净，挖去核，纳入麻黄，上锅蒸熟，弃去麻黄。食梨饮汁，分2次服完。

【功效主治】润肺止嗽。治小儿百日咳。

葱酒煮肠

【组成】鲜葱（连头须）3根，猪小肠33cm长，老白酒少许。

【制法用法】小肠洗净，将葱纳入肠内，然后将肠切成五六段，勿切断，放锅内微火炒，加入老白酒少许，再加适量米泔水将猪肠煮熟（两碗煎至一碗）。以热汤喂病儿，每日1剂，连服2~3次。

【功效主治】祛风热、止咳嗽。治百日咳。

杏仁冰糖饮

【组成】杏仁5g（去皮和杏仁尖），冰糖5g。

【制法用法】将上料一同捣烂分成2份。早晚各服1份，用开水冲服。7~8岁儿童每日可用10g杏仁，分2次服用。

【功效主治】温肺散寒、镇咳祛痰。治小儿百日咳。

罗汉果柿饼汤

【组成】罗汉果半个，柿饼3个，冰糖少许。

【制法用法】上二味加清水三碗煎至一碗半。加冰糖调服。每日3次。

【功效主治】清肺热、泻痰火、止咳嗽。治小儿百日咳。

鲈鱼散

【组成】鲈鱼鳃。

【制法用法】将鱼鳃晒干，用瓦焙黄，研末。以开水冲服，每次1鳃，日服2次。

【功效主治】止咳、润肺。用治小儿百日咳及久咳不愈。

猪胆汁粉

【组成】猪胆汁（1个胆所含的量）。

【制法用法】将胆汁放铁锅中用文火炼4小时，取出研末。1

岁以下服 0.5g，1~2 岁服 1.5g，均加炒熟的面粉少许，分成 14 包，早晚各服 1 包，7 日服完。2 岁以上药量酌增。

【功效主治】泻热润燥、清心肺火。主治小儿百日咳。

钩藤散

【组成】钩藤、寸麦冬各 12g，川贝母 10g，白僵蚕、杏仁各 6g，清半夏 4.5g，生甘草 3g。

【制法用法】上药共研极细末，和匀，贮瓶备用。口服。每次服 3~6g，每日服 3 次，温开水冲服或布包煎服。

【功效主治】清肺化痰、解痉止咳。主治百日咳（偏热者）。

夏枯草散

【组成】夏枯草 30g，川贝母 20g，麻黄 10g。

【制法用法】上药共研为极细末，和匀，贮瓶备用。口服。每次服 0.5~1.0g，每日 3 次，温开水冲服。

【功效主治】清金抑木。主治百日咳。症见痉咳阵发、面赤唇青、涕泪俱出、咳吐大量黏痰，或带血丝、胸闷胁痛、舌红苔白腻、脉弦滑数。

甘草咳膏

【组成】甘草 20g，牛蒡子、葶苈子、旋覆花、山楂肉各 15g，青蒿子、紫苏子各 20g。

【制法用法】上药加水煎煮 3 次，滤汁去渣，合并滤液，加热浓缩为清膏，再加蜂蜜（或蔗糖）15g 收膏即成。贮瓶备用。口服。每次服 10~15g（约一大匙），每日 3 次，温开水冲服。

【功效主治】清降肺气、止咳化痰。主治小儿百日咳。

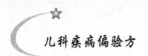

胆汁颗粒散

【组成】紫菀 20g，百部 10g，猪胆汁 0.75g。

【制法用法】先将紫菀切碎，加水煎煮 2 次，浓缩成膏，与猪胆汁混匀后，加入百部粉搅匀，制成颗粒，干燥即得。贮瓶备用。口服。每次服 6g，每日 3 次，开水冲服。

【功效主治】清热止咳、调肺化痰。主治小儿百日咳、顽固性咳嗽。

百部散

【组成】百部根、紫菀、生地黄、苦葶苈各 15g，杏仁、旋覆花、浙贝母各 9g，红花 3g。

【制法用法】上药共研细末，混合均匀，分作 2 包备用。口服。每日服 1 包，水煎，分 2~3 次温服，5 岁以下儿童酌减。

【功效主治】止咳化痰、降气道。主治顿咳（百日咳）。

百部杏仁丸

【组成】生石膏 15g，苏子 9g，桑白皮、百部、杏仁各 6g，麻黄、葶苈子、甘草各 3g。

【制法用法】水丸。上药共研细末，和匀，水泛为丸，如梧桐子大，晒干，贮瓶备用。口服。每次服 3~6g，每日 3 次，温开水送服或化服。

【功效主治】清热化痰、降逆止咳。主治百日咳。

桔蛤液

【组成】桔梗、海蛤粉、枇杷叶各 9g，陈皮、竹茹、荆芥穗各 6g，前胡 5g，青黛、甘草、薄荷各 3g。

【制法用法】上药加水煎煮 3 次，滤汁去渣，合并滤液，加热浓缩成口服液，每毫升内含生药 2g。贮瓶备用。口服。每次服 10~15g，每日 2 次。

【功效主治】宣肺散寒、清热化痰。主治百日咳（初期）。症见咳嗽、流清鼻涕、间有微热、咳时涕泪交流、苔薄白、脉浮数。

天百散

【组成】天门冬、炙百部、侧柏叶各 10g，半夏、竹茹各 6g，大蒜 3 瓣。

【制法用法】上药共研极细末，和匀，贮瓶备用。口服。每次服 1~2g，每次 3 次，糖开水冲服。

【功效主治】清热化痰、止咳润肺。主治顿咳。

参冬液

【组成】天门冬、北沙参、车前子各 10g，百部、款冬花各 6g，半夏、陈皮各 3g。

【制法用法】浓缩液。上药加水煎煮 3 次，滤液去渣，合并滤液，文火浓缩成口服液。每毫升内含生药 2g。贮瓶备用。可加冰糖少许。口服。每次服 10ml，每日 3 次。

【功效主治】养阴清金、化痰止咳。主治顿咳（风寒伏肺型）。

二母参麦膏

【组成】南沙参、桑白皮、地骨皮、生谷芽、茯苓各 30g，麦门冬、陈皮、桔梗、川贝母、知母各 20g，甘草 10g。

【制法用法】上药加水煎煮三次，滤汁去渣，合并滤液，加热浓缩成清膏。再加冰糖 50g 至溶和匀收膏即成。贮瓶备用。口服。每次服 10~15g，每日 3 次，开水调服。

【功效主治】养阴清肺、益气和中。主治恢复期顿咳。

金银花乌梅散

【组成】金银花、乌梅各等份。

【制法用法】散剂。上药共研极细末，制成冲剂，每袋 10g，备用。口服。1 岁每服 3g，一日服 3~6 次，每增 1 岁，每次加服 1g。

【功效主治】清热解毒、敛肺止咳。主治百日咳。

二冬膏

【组成】天门冬、麦门冬各 30g，阿胶 15g。

【制法用法】上药除阿胶外余药加水煎煮 3 次，滤汁去渣，合并滤汁，加热浓缩为清膏，再将阿胶加适量黄酒浸泡后隔水炖烊，冲入清膏和匀，然后加蜂蜜 15g 收膏，即成。贮瓶备用。口服。每日服 2 次，每次 10~15g，开水调服。

【功效主治】养阴清热、化痰止咳。主治百日咳。

桑杏液

【组成】桑叶、连翘、芦根、枇杷叶、白菊花各 10g，杏仁、炒荆芥、百部、竹茹各 6g。

【制法用法】上药加水煎煮 3 次，滤汁去渣，合并滤液，加热浓缩成口服液。每毫升内含生药 2g。贮瓶备用。口服。每次服 10~15ml，每日 3 次，连服 15 天。

【功效主治】疏风清肺、活络祛痰。主治百日咳。

麻百散

【组成】百部、杏仁、贝母各10g,麻黄5g。

【制法用法】上药共研极细末,和匀,贮瓶备用。口服。每日服3次,每次3~6g,糖开水冲服。

【功效主治】清热宣肺、化痰止咳。主治百日咳。

蛤青散

【组成】青黛、海蛤粉各30g,川贝母、甘草各15g。

【制法用法】上药共研极细末,和匀,贮瓶备用。口服。每次服1.5g,每日3次,饭后温开水冲服。7~10天为1疗程。

【功效主治】清热化痰、纳气止咳。主治百日咳。

鹅不食草膏

【组成】鲜鹅不食草30g。

【制法用法】将上药加水500ml,煎至250ml,为第1次煎液,药渣再加水400ml,煎至200ml,为第2次煎液。合并2次煎液,浓缩至50ml,加糖浆50ml,过滤,放凉。贮瓶备用。口服。用药剂量1岁以下3~4ml;1~2岁5~7ml;3~4岁8~10ml;5~6岁11~15ml;7~8岁16~20ml。每日分3次口服。

【功效主治】清热化痰、通窍止咳。主治百日咳。

二冬膏

【组成】天门冬、麦门冬各30g,瓜蒌仁、蒸百部各15g,橘红、天竺黄、竹茹各7.5g。

【制法用法】上药加水浓煎3次,过滤去渣取汁,合并3次滤液，文火浓缩为清膏，再加入白蜜、白糖（或冰糖）各30g拌匀收膏即成，贮瓶备用。口服。每次服1汤匙，一日3~4次，开水冲服。

【功效主治】清热化痰、润肺止咳。主治百日咳。

第二节　外用偏验方

大戟芫花膏

【组成】松香1000g，麻黄344g，洋金花200g，大戟160g，芫花、甘遂、细辛、白芥子、干姜、地肤子各100g，麻油1000g。

【制法用法】先将大戟、芫花、干姜、地肤子加水煎煮3次，合并3次所得滤液，浓缩成稠膏状。再将甘遂、细辛、白芥子、洋金花、麻黄共研细末，过80目筛，加入上述冷后浓缩膏中，搅拌均匀、烘干、粉碎，过80目筛。将麻油适当煎熬后，加入松香（粉碎过80目筛）炼至滴水成珠，待温度降低后（以不烧焦药粉为度），掺入上述药粉，搅匀即得，摊成4cm×4cm大小的膏药，备用。贴于1、3、5胸椎棘突旁两侧，每侧3张，小儿每侧2张，每贴4处。如需再贴要隔3~5日，若出现痒疹，待消退后再贴。

【功效主治】止咳平喘。主治小儿百日咳。

栀子蒲公英膏

【组成】栀子、蒲公英、鱼腥草各50g，薄荷80g，泽兰、大黄各3g。

【制法用法】上药共研细末，以醋调和成膏状，备用。用时取膏适量平摊于纱布上，贴敷于膻中、肺俞（双）穴上，并经常滴醋，保持药层一定湿度。每日换药1次。

【功效主治】清热解毒、疏风活络。主治百日咳。

小贴士

儿童不同生长期的疾病特点

儿童疾病，根据其不同的生长期而有其各自不同的特点。

1. 新生儿期

新生儿期可发生各种先天性疾病。另外，由于没有抵抗力，极容易感染流行性疾病。虽然母乳中含有免疫物质，但远不足以使新生儿避免各种疾病。

2. 婴儿期

婴儿期是发育旺盛的时期。要注意婴儿身体和精神的发育是否异常。另外，还要注意作为发育基础的营养是否够用。这个时期的疾病，常见的有腹泻、支气管炎、热性痉挛、幽门狭窄、肠套叠、湿疹等。

3. 幼儿期

幼儿期的传染病较多，如麻疹、风疹、百日咳、水痘等。由于龋齿在此年龄期多发，所以要注意少给糖吃。另外，幼儿在此间还易发哮喘性支气管炎和夜尿症等。在幼儿期，不仅患病多，而且还可能出现外伤，所以应予以注意。

4. 学龄期

学龄期的孩子发育正处于旺盛期，能吃能说，能蹦能跳，属于不容易患病的时期。不过，进入学龄期后，由于学习等诸多原因，近视患者会激增，应注意预防。

第三章 小儿咳喘

小儿咳喘为小儿常见多发症状，主要是由于感受风寒或风热之外邪，此外，在其他一些疾病过程中，若小儿正气虚弱，亦可并发或继发本病。

小儿咳喘辨证分型如下

1. 风寒闭肺

发热咳嗽，恶寒无汗，气急痰鸣，痰白清稀，口不渴，舌苔薄白或白腻，舌质不红，脉浮数而紧。

2. 风热闭肺

发热恶风，咳嗽气急，微汗出，口渴痰黄，咽部红赤，舌苔薄黄或黄腻，脉浮滑数。

3. 痰热闭肺

发热烦躁，咳嗽气急，鼻翼煽动，面赤口渴，唇红而干，甚则口唇紫绀，痰阻喉间，声如拽锯，痰色多黄稠，舌红苔黄腻，脉滑数。

4. 正虚邪恋

气急不显，病程迁延，咳嗽少痰或干咳无痰，面色苍白少华，

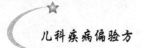

神疲纳呆，自汗盗汗，或有低热，舌苔薄或少苔，脉细无力。

第一节　内服偏验方

桃花散

【组成】川贝 15g，石膏 9g，朱砂 3g。

【制法用法】分别研细，过 100 目筛，混合均匀，备用。口服，每日 1 次，温开水冲服，1 岁以内 0.25~0.3g，2~3 岁 0.5~0.75g，4~5 岁 1g，6 岁以上 1.5~2g。

【功效主治】清宣肺热、止咳化痰、平喘利尿、镇静安神。主治支气管炎。

生姜大枣汤

【组成】麻黄、紫苏子、杏仁、桑白皮、橘红、茯苓各 3g，甘草 1.5g，生姜 1 片，大枣 1 枚。

【制法用法】将上药水煎。每日 1 剂，分 4~6 次服完。2 岁以下者麻黄用量减半。

【功效主治】解表扶正。主治小儿支气管炎。

鸡蛋加蜂蜜

【组成】鸡蛋 1~2 个，蜂蜜 1~2 汤匙。

【制法用法】将鸡蛋去壳，在油锅内煎熟。趁热加蜂蜜，立即进食。

【功效主治】滋阴养血、清热润燥。用治小儿支气管哮喘。

芡实汤

【组成】生芡实 10g，清半夏、茯苓各 4g，黑芝麻 3g，柏子仁、生杭芍、陈皮各 2g。

【制法用法】水煎服。每日 1 剂，分 3 次服。

【功效主治】清热化痰。主治幼儿哮喘。

蒜黄丸

【组成】大蒜 500g，蛋黄 4 个，钙粉 20g。

【制法用法】大蒜切细，放入平底锅，加少许水，边煮边搅动，待 2 小时后呈泥状，再加入 4 个蛋黄，用小火煮，再加入钙粉 20g，捏成丸。每天吃 1 颗。

【功效主治】治婴幼儿哮喘。

第二节 外用偏验方

白芥子面饼

【组成】白芥子 30g，面粉 90g。

【制法用法】先将白芥子研为极细末，与面粉混合均匀备用。将上药用水调成饼，饼的大小视背部面积大小而定。每晚睡觉前敷背部。晨起去掉。一般连用 2~3 次即可见效。

【功效主治】祛风解表。治小儿支气管炎。

天花粉膏

【组成】天花粉、黄柏、乳香、没药、樟脑、大黄、生天南星、白芷各等份。

【制法用法】上药共研成细末，以温食醋调和成膏状，备用。将此膏（适量）平摊于纱布上，贴于胸部（上自胸骨上窝，下至剑突、左右以锁骨中线为界），外以胶布固定（或不用），每12~24小时更换一次。

【功效主治】清热泻火、活血化痰。主治肺炎。

栀子方

【组成】栀子30g，雄黄9g，细辛、没药各15g。

【制法用法】上方均为细末，贮瓶备用。随证选用，每取适量。用醋调，贴敷于胸部啰音密集区，每日换药1次。

【功效主治】解毒泻火，活络散寒。主治肺炎。

大黄黄柏方

【组成】大黄、黄柏、泽兰、侧柏叶、薄荷各等份。

【制法用法】上方均为细末，贮瓶备用。随证选用，每取适量。用茶水调，贴敷于胸部啰音密集区，每日换药1次。

【功效主治】清热泻火、疏风活血。主治肺炎。

小贴士

小儿肺炎的一般治疗方法

（1）护理：病室应保持空气流通，室温维持在20℃左右，湿度以60%为宜。保持呼吸道通畅，及时清除上呼吸道分泌物。经常变换体位，减少肺淤血，以利炎症吸收及痰液的排出。为避免交叉感染，轻症肺炎可在家中或门诊治疗，对住院患儿应尽可能将急性期与恢复期的患儿分开，细菌性感染与病毒性感染分开。

（2）氧气疗法：是纠正低氧血症，防止呼吸衰竭和肺、脑水肿的主要疗法之一。因此，有缺氧表现时应及时给氧。最常用鼻前庭导管持续吸氧（氧流量为 0.5~1L/ 分），直至缺氧症状消失方可停止。

①新生儿或鼻腔分泌物多者，以及经鼻导管给氧后缺氧症状不缓解者，可用面罩（氧流量为 2~4L/ 分）给氧。给氧浓度过高，流量过大，持续时间过长，容易导致弥漫性肺纤维化或晶体后纤维增生症等。

②严重缺氧出现呼吸衰竭时，应及时用呼吸器间歇正压给氧，或持续正压给氧，以改善通气功能。

（3）营养支持治疗

①应给易消化、富营养食物，给予足量的蛋白质，经常饮水及少量多次进食。

②重症不能进食者，应给予静脉营养输液。

③根据病情，可应用免疫调节剂，如丙种球蛋白每次 100~200mg/kg，静脉滴注；胸腺肽 5mg，肌内注射，隔日 1 次，疗程 3~4 周。

④适当补充维生素 C、维生素 E 等，可促进疾病康复。

第四章　小儿厌食

　　小儿厌食是发生于小儿的以长期厌恶进食，食量减少为主要表现的疾病。该病多属中医"纳呆""恶食"范畴，是儿科临床常见病之一。

　　其表现食欲减退，不思饮食，或食之无味而见食不贪，甚则拒食，或饮食停滞，脘腹胀满，或伴面色少华，形体消瘦，或伴呕吐，泄泻。长期厌食，可影响小儿营养状况。

小儿厌食症的辨证分型如下

1. 湿热郁滞型

　　厌恶进食、脘腹胀满、口臭、汗多、烦躁不宁，大便臭秽或干结便秘，舌苔厚腻或黄腻、脉沉滑或指纹紫红。

2. 脾胃气虚型

　　不思进食、面色少华、精神萎靡、少气懒言、食少便多或大便夹不消化物舌淡胖嫩、苔薄白润、脉濡细软，或指纹淡红、未过风关、山根常现青筋。

3. 胃阴不足型

　　不饥不纳、食少饮多、面色萎黄、形体偏瘦、皮肤失润、大便偏干、小便短黄、烦躁不宁舌红无苔或花剥少津、脉细小数、或指纹色红未过风关。

4.营卫不和型

食欲不振、自汗盗汗、面色苍白少华、汗出肢凉、易感外邪、睡时露睛、腹软便调、舌淡红苔薄润、两脉濡软、指纹淡红。

5.肝胃不和型

嗳气作恶、不思饮食、面色青黄或山根青筋显露、烦躁易怒、形体偏瘦、夜寐不宁、舌质偏红、苔多薄黄、脉弦、指纹青紫滞涩。

第一节 内服偏验方

苍术焦山楂冲剂

【组成】苍术、焦山楂各 20g，陈皮 8g，鸡内金 6g。

【制法用法】上药共研细末，收贮备用。口服。每日服 3 次，每次 10g，用温开水冲服。

【功效主治】健脾消食。主治小儿厌食。

山楂消化散

【组成】山楂 30g，牵牛子 2g。

【制法用法】上药共研极细末，和匀，过 100 目筛，贮瓶备用。口服。每日服 3 次，温开水冲服或布包煎服。1~2 岁每次

1g；2~4 岁每次 2g；4 岁以上者每次 3g。

【功效主治】消食化积导滞。主治小儿厌食。

怀曲散

【组成】怀山药 20g，酒糟曲 15g，茯苓 10g，丁香 2g。

【制法用法】将上药晒干，共研极细末，过筛和匀，贮瓶备用。口服。每日服 3 次，每次 15g，于饭后用温开水或加少量红糖调服。

【功效主治】温中健脾、益胃启食。主治小儿不思乳食、面色萎黄、脘腹胀满，或兼呕吐、唇舌色淡、苔白厚腻。

金芽散

【组成】怀山药、扁豆、炒谷芽、炒麦芽、茯苓各 12g，鸡内金、枳壳、炙甘草、焦白术各 6g。

【制法用法】上药共研极细末，和匀，贮瓶备用。口服。每日服 3 次，每次 6~9g，温开水冲服。7 天为 1 疗程。

【功效主治】健脾、消食、和胃。主治小儿厌食。

八味厌食散

【组成】黄芪、白术、茯苓、黄精各 30g，陈皮、青黛各 20g，炙鸡内金、炙甘草各 10g。

【制法用法】上药共研极细末，和匀，贮瓶备用。每袋 3g，备用。口服。1.5~3 岁每次 3g，每日服 3 次；3~5 岁每次服 6g，每日服 2 次；5~10 岁每次服 6g，每日服 3 次；温开水冲服。半个月为 1 疗程。

【功效主治】健脾益气、消食平肝。主治小儿厌食。

皂荚散

【组成】皂荚 30g。

【制法用法】取干燥皮厚，质硬光滑，深褐色而无虫蛀之皂荚，刷尽泥灰，切断，放入铁锅内，先武火，后文火煅存性，剥开皂荚口，以内无生心为度，研为细末，贮瓶备用。口服。每日服 2 次，每次 1g，以红糖适量拌匀吞服。

【功效主治】祛痰、消食、化积。主治小儿厌食。

陈皮香附散

【组成】陈皮、香附、炒枳壳、山药、焦山楂、郁金各 10g，鸡内金、甘草各 6g。

【制法用法】上药共研细末，和匀，制成冲剂。贮瓶备用。口服。1~3 岁每次服 5g，日服 2 次；3~6 岁每次服 5 次，日服 3 次；6~14 岁每次服 10g，日服 2 次，均为开水冲服。1 个月为 1 疗程。

【功效主治】健脾、消食、和胃、理气。主治小儿厌食。

楂曲散

【组成】焦神曲、焦山楂、焦麦芽、焦谷芽各 4.5g，鸡内金、炒枳壳各 3g。

【制法用法】上药共研极细末，和匀，贮瓶备用。口服。每日服 3 次，每次 6~9g，温开水冲服或布包煎服。

【功效主治】消食导滞。主治小儿厌食。

香苓液

【组成】茯苓、藿香、焦谷芽、焦神曲各 10g，栀子 6g，木香、厚朴、黄连、砂仁、鸡内金（研末兑入）各3g。

【制法用法】上药加水煎煮3次，滤汁去渣，合并滤液，加热浓缩，使每毫升含生药2g，贮瓶备用。口服。每日服3次，每次服5~10ml，7天为1疗程。

【功效主治】清热化滞、理脾助运。主治小儿厌食。

参麦液

【组成】百合15g，沙参、麦门冬、扁豆、玉竹、天花粉各10g，山楂、麦芽、鸡内金（研末兑入）各7.5g。

【制法用法】浓缩液。上药加水煎煮3次，滤汁去渣，合并滤液，加热浓缩，使每毫升内含生药2g，贮瓶备用。口服。每日服3次，每次5~15ml，7天为1疗程。

【功效主治】滋补胃阴、增进食欲。主治小儿厌食。

麦芽散

【组成】生麦芽15g，玄参12g，细生地、麦门冬各10g，香橼9g，佛手6g。

【制法用法】上药共研极细末，和匀，贮瓶备用。口服。每日服3次，每次服6~9g，温开水冲服或布包煎服。

【功效主治】生津润燥、醒脾开胃。主治小儿厌食。

谷麦金蝉散

【组成】炒谷芽（或神曲30g代）、炒麦芽、蝉蜕、炒山楂、炒苍术、焦槟榔各30g，鸡内金15g。

【制法用法】上药共研极细末，和匀，贮瓶备用。口服。1岁以下每日1~1.5g，分3次服；1~4岁每日3~4.5g，分3次服；4~7

岁每日 4.5~6g，分 3 次服；成人每日 6~9g，分 3 次服。

【功效主治】健脾导滞、消疳镇惊。主治疳积厌食、夜惊多汗。

山楂丸

【组成】焦山楂 30g，鸡内金 20g，黄芪 10g，明矾、黄连各 6g。

【制法用法】上药共研极细末，和匀，炼蜜为丸，如梧桐子大。贮瓶备用。口服。每次服 2~3g，每日服 3~5 次，用可乐饮料或米汤送服。

【功效主治】消食化积、清热燥湿、益气固表。主治 5~10 岁小儿厌食、食欲不振（但特别想吃零食、杂食）等。

五香姜醋鱼

【组成】藿香、砂仁、草果仁、橘皮、五味子各等份，研成细末，过筛后备用。

【制法用法】取鲜鲤鱼 1 条，放油锅内煎、炸数分钟，加入碎生姜 5g、五香粉 3g，翻动后加入米醋一小杯，放入菜盘内令病人嗅之。使病人口流唾液。做菜食用。

【功效主治】生津敛阴、升脾气、将胃气。主治厌食。

山药麦芽汤

【组成】怀山药、扁豆、茯苓、炒谷芽、炒麦芽各 12g，枳壳、鸡内金、炙甘草各 6g。

【制法用法】将上药水煎。分 2~3 次口服，每日 1 剂。5 天为 1 个疗程。

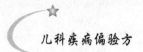

【功效主治】消食化积。主治小儿厌食。

山楂稻芽糖浆

【组成】代赭石、炒山楂、炒稻芽各10g，白芷5g，丁香、青皮、陈皮各3g。

【制法用法】上药依法加工，制成糖浆。分装备用。口服。每次服5~10ml，每日服3次。

【功效主治】平肝降逆、调中健胃。主治小儿厌食。

黄金白玉散

【组成】炒怀山药10g，炙黄芪、炒鸡内金、焦白术、五谷虫各6g。

【制法用法】散剂。上药共研极细末，和匀，贮瓶备用。口服。每日服3次，每次10g，用糖开水冲服。

【功效主治】益气健脾、消食化积。主治小儿厌食、疳积（疳积初期）。

鸡金丸

【组成】鸡内金、莱菔子各等份。

【制法用法】上二味炒，分别研粉，然后混合共研极细末，过100目筛，和匀，水浸为丸如莱菔子大。晒干，贮瓶备用。口服。成年人每次服5g，10岁以下儿童每次服1~2g。均为一日服3次，开水送服。

【功效主治】健脾、消食、化积。主治脾虚食少、厌食、不食等。

佩兰术豆散

【组成】焦山楂、炒谷芽各 10g，炒白术、炒扁豆、砂仁、佩兰、藿香、鸡内金各 5g，甘草 3g。

【制法用法】散剂。上药共研极细末，和匀，贮瓶备用。口服。每次服 3~6g，每日服 3 次，温开水冲服。

【功效主治】芳香化湿、消食和胃。主治小儿厌食。

二香散

【组成】建曲 12g，焦白术 9g，草蔻、砂仁、茴香各 6g，丁香 1.5g。

【制法用法】上药共研极细末，和匀，贮瓶备用。口服。每日服 3 次，每次 3~6g，温开水送服。

【功效主治】健脾养胃。主治厌食。

黄精曲术散

【组成】黄精 12g，建曲、焦术、化红、千年健、竹茹、焦山楂各 9g，草蔻 6g，砂仁 4.5g。

【制法用法】上药共研极细末，和匀，贮瓶备用，或制成口服液。口服。每日服 3 次，每次 3~6g，温开水冲服。

【功效主治】行气消食、和胃健脾。主治神经性厌食。

八味消食散

【组成】茯苓 9g，大腹皮 6g，神曲 6g，川朴花、郁金、炒白术各 5g，炒淡芩、炒枳壳各 2g。

【制法用法】上药共研极细末，和匀，贮瓶备用。口服。每次服 3~6g，每日 2 次，温开水冲服。

【功效主治】健脾化湿运滞。主治厌食。

香楂丸

【组成】茯苓 10g，藿香、山楂、半夏、厚朴、神曲、鸡血藤、砂仁各 6g，甘草 3g。

【制法用法】上药共研细末，和匀，水泛为丸，如莱菔子大，晒干，贮瓶备用。口服。每次服 3~6g，每日服 3 次，温开水送服或布包煎服。

【功效主治】消食和胃、化浊运脾。主治小儿厌食。

楂术消食散

【组成】焦山楂 10g，炒白术、怀山药各 6g，炒苍术、炒枳实、陈皮各 5g，槟榔 3g，干姜 2g，肉桂 1g。

【制法用法】上药共研极细末，和匀，贮瓶备用。口服。每日服 2 次，每次 6g，冲入沸水，加盖焖 10~30 分钟，趁温服下。

【功效主治】燥湿散寒、行气导滞、消食开胃。主治小儿厌食。

第二节　外用偏验方

麦芽膏

【组成】炒麦芽、焦山楂、炒神曲各 10g，炒莱菔子 6g，炒鸡内金 5g。

【制法用法】上药共研细末，和匀，贮瓶备用。外用。上药为1次量。取上药粉，加面粉和水适量调成糊状，于睡前敷患儿肚脐上。外用纱布固定。次晨取下，每日1次，5次为1疗程。

【功效主治】消食开胃。主治小儿厌食。

栀杏膏

【组成】杏仁（去皮）、栀子、小红枣（前3味、女子用7粒，男子用8粒），黍米1撮。

【制法用法】先将黍米、红枣放入碗中，加适量水，上锅蒸20分钟取出，待凉后，将枣核去掉，再加入前2味药粉，一起捣如烂泥状，平摊于一块黑布上，备用。将膏药贴敷于脐腹部，用胶布固定，敷24小时后去掉，以腹部出现青色为适宜，连敷2贴。

【功效主治】健脾醒胃、消炎化积。治小儿厌食。

神曲膏

【组成】炒神曲、炒麦芽、焦山楂各10g，炒莱菔子、陈皮、炒鸡内金各6g，延胡索5g。

【制法用法】上药共研细末，备用。用时取10~15g药粉，加入淀粉少许，用白开水调成软膏状，备用。敷贴肚脐上，外用纱布固定。晚敷晨取，每日1次，5次为1疗程。

【功效主治】消食化积、理气导滞。主治小儿厌食。

吴茱萸椒矾散

【组成】吴茱萸、白胡椒、白矾各等份。

【制法用法】上药共研细末，贮瓶备用。用时取上药粉20g，用陈醋调和成软膏状，备用。敷于两足心涌泉穴上，外用纱布包扎固定。每日换药 1 次。

【功效主治】温中散寒、清热燥湿。主治小儿厌食。

和胃膏

【组成】焦三仙 100g，佩兰叶 50g，党参、白术、茯苓各 30g，砂仁、枳壳各 15g。

【制法用法】上药共研极细末，和匀，以生姜汁调和成糊状，贮瓶备用。外用。用时取此膏 30g，外敷于双足心涌泉穴和肚脐上。上盖敷料，胶布固定，每日换药 1 次，10 次为 1 疗程。

【功效主治】健脾和胃、醒脾消食。主治食欲不振。

藿佩散

【组成】藿香、佩兰叶、广木香、焦山楂各等份。

【制法用法】上药共研极细末，和匀，贮瓶备用。口服。每次服 3~6g，每日 3 次，温开水冲服。同时配合本方外治，用时取药末 10~15g，用陈醋调和成糊状，外敷于肚脐和中脘穴上。外以纱布包扎固定，每日换药 1 次。

【功效主治】消食醒脾。主治小儿厌食。

小贴士

治疗小儿厌食的简易方法

小儿厌食很常见，主要的症状有呕吐，食欲不振，腹泻，便秘，腹胀，腹痛和便血等，这些症状不仅反映消化道的功能性或器质性病变，且常出现在其他系统的疾病时，尤其多见于中枢神经系统疾病或精神障碍及多种感染性疾病时，因此必须详细询问有关病史，密切观察病情变化，对其原发疾病进行正确的诊断和治疗。正常儿童每隔3~4小时胃内容物排空，血糖下降，就会产生食欲，喂养不当或饮食习惯不良，如吃饭不定时，饭前吃零食或糖果，胃内总有东西，血糖不下降，就不会有食欲。

其治疗方法除了要保持合理的膳食，养成良好的生活习惯，必要时可给硫酸锌，使锌的摄入达到标准用量约每日 10mg，可以促进食欲增加。

第五章　小儿消化不良

　　小儿消化不良是儿童常见的一种肠胃疾病，节假日多发，尤其是每年的春节更是小儿消化不良的高发季节。是一种慢性消化功能障碍的综合征，是小儿常见病之一。短暂的消化不良会出现打嗝、便秘、呕吐、反酸、积食、口臭等，长期的消化不良会出现情绪低落、易感冒、脾气暴躁、睡眠不好。

　　中医认为本病多因饮食不节，损伤脾胃，以致脾胃不和、脾运失司而成。或因脾胃薄弱，饮食不当，则停滞不消，形成虚中挟实的积滞；或过食生冷，寒伤中阳，脾运失职，寒邪留滞中脘，气和不利，则成寒积；或饮食过饱，吞咽过急，消化不及，停滞中脘，则成食积或伤食。

中医对小儿消化不良的辨证分型如下

1. 实证

　　邪热内结：心下痞满，胸膈满闷，按之软而不痛，烦躁口渴，大便或秘，舌红苔黄或腻，脉滑。此属邪热内结，胃气阻滞，失于和降。

　　饮食积滞：胸脘满闷，纳呆，嗳腐吞酸，恶心呕吐或吐出宿食，舌淡红，苔厚腻，脉弦滑。此属食积不化，胃气失于和降。

痰湿内阻：胸脘满闷，恶心欲吐，痰多，咯出不爽，头目眩晕，身重倦怠，舌淡，苔浊腻，脉滑。此属痰湿内阻，清阳不升，浊气上逆。

肝郁气滞：胸脘痞满，两胁作胀，或时叹息，心烦易怒，嗳气频作，舌淡，苔薄白，脉弦。此属情志失和，肝气郁结。

2.虚证

脾胃虚弱，心下痞满，腹胀，喜热、喜按，倦怠无力，大便溏稀，舌淡，苔薄白，脉沉细。此属脾虚不运，气机升降失常。

第一节 内服偏验方

猪骨散

【组成】煅猪骨粉 20g，陈皮 10g。

【制法用法】将猪骨头洗净，煅存性，研为细末，陈皮研末，将二药粉混合均匀，贮瓶备用。口服。1 岁以内幼儿日服 1.5~2g；1~3 岁幼儿日服 3~6g；4~5 岁幼儿日服 9~12g。均分为 2 次或 3 次用温开水冲服。

【功效主治】消食化积、理气消胀。主治小儿消化不良。

楂金散

【组成】鸡内金、山楂、麦芽、山药、白术各 9g，砂仁 6g。

【制法用法】上药共研极细末，和匀，贮瓶备用。口服。日服 2~3 次，每次 6g，开水或白糖水冲服。此为 3 岁用量，可随年龄大小增减。

【功效主治】健脾和胃、消食化滞。主治小儿消化不良。

山药散

【组成】怀山药 20g，炒鸡内金 3g，焙甜酒曲 2g，熟糯米粉 4~6g。

【制法用法】上药共研细末，加熟糯米粉，混合均匀，贮瓶备用。口服。日服 1~2 次，每次 12g（10 岁用量），开水冲服。

【功效主治】健脾消食。主治小儿消化不良。

术朴丸

【组成】炒白术、苍术、姜制厚朴、陈皮、茯苓各 30g，泽泻、猪苓各 20g，甘草 12g，肉桂 10g。

【制法用法】上药共研细末，和匀，炼蜜为丸，阴干，贮瓶备用。或水泛为小丸。口服。每日服 1~2 次，每次 6~9g，温开水送服。

【功效主治】燥湿和中、健脾行水。主治小儿消化不良。

楂枳丸

【组成】炒山楂、炒枳壳各 30g，炒预知子 20g，炒苍术 10g。

【制法用法】上药共研细末，和匀，水泛为小丸，每 20 丸重约 1g。贮瓶备用。口服。每日服 2~3 次，每次服 3~6g，温开水送服。

【功效主治】健脾开胃、理气止痛。主治小儿消化不良。

人参散

【组成】人参 10g，白术、茯苓、陈皮各 9g，炙甘草 6g。

【制法用法】上药共研极细末，和匀，贮瓶备用。口服。每

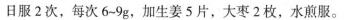

日服 2 次，每次 6~9g，加生姜 5 片，大枣 2 枚，水煎服。

【功效主治】益气、健脾、和胃。主治小儿消化不良、呕吐。

黑丸子

【组成】乌梅（去核，焙干）3 枚，生半夏（大者）5 个，杏仁 5 粒，巴豆（去油存性）20 粒。

【制法用法】上药共研细末，和匀，姜汁煮面糊为丸，如绿豆大。贮瓶备用。口服。每服 20 丸，姜汤下。

【功效主治】化痰、消积、导滞。主治小儿消化不良。

苏打散

【组成】苏打粉 30g，佛手 5g，鸡内金、紫蔻仁、广木香、山楂各 3g，肉桂 2g。

【制法用法】上药共研极细末，和匀，贮瓶备用。口服。每日服 3 次，每次 9g，开水冲服。小儿酌减。

【功效主治】消食化滞。主治小儿消化不良。

莱神消食散

【组成】炒莱菔子、炒神曲各 24g，炒牵牛子 12g，木香、郁金各 6g。

【制法用法】上药共研极细末，和匀，贮瓶备用。口服。每次服 6g，每日服 3 次，白开水冲服。小儿酌减。

【功效主治】消食导滞、理气消胀。主治小儿消化不良。

参砂散

【组成】人参、砂仁、三棱 18g。

【制法用法】上药共研极细末，和匀，贮瓶备用。口服。每次服6g，每日服2次，开水冲服，小儿酌减。

【功效主治】益气和胃、破积化滞。主治小儿消化不良。

山楂化滞丸

【组成】焦山楂30g，炒牵牛子9g，焦神曲、焦麦芽各6g，焦槟榔、炒莱菔子各3g。

【制法用法】上药共研细末，和匀，加红糖适量，炼蜜为丸，如梧桐子大。贮瓶备用。口服。每次服9g，一日服1~2次，温开水送下。小儿酌减。

【功效主治】消食化滞。主治小儿消化不良。

焦楂神曲散

【组成】焦楂肉、神曲各15g，槟榔片、枳壳各10g。

【制法用法】散剂。上药均以麦麸单炒成黄色，去麸，共研极细末，和匀，贮瓶备用。口服。日服2次，每1岁1次0.3~0.6g，每增1岁加1倍量，温开水冲泡后，文火煮沸去渣服。

【功效主治】消食导滞。主治小儿积滞、腹胀不食。

二甲散

【组成】炙鳖甲、炒山甲、炒鸡内金、槟榔（麦麸炒）各15g，砂仁5g，番泻叶2g。

【制法用法】散剂。上药共研极细末，和匀，贮瓶备用。口服。一日服2次，每1岁1次0.3~0.6g，每增1岁加1倍量。温开水冲服，或文火煮沸去渣服。

【功效主治】消积化滞。主治小儿消化不良。

鸡内金山楂麦芽散

【组成】鸡内金、山楂、麦芽各等份。

【制法用法】散剂。上药焙干，共研极细末，和匀，贮瓶备用。口服。每次服 6g，一日服 2 次，用白开水送服，小儿酌减。

【功效主治】健脾开胃、消积散结。主治小儿消化不良。

厚朴茯苓散

【组成】厚朴、茯苓、陈皮、广木香、槟榔、建曲、谷芽、麦芽、石斛、灯心草各等量。

【制法用法】上药共研极细末，和匀，贮瓶备用。口服。每次服 3~6g，每日服 3 次，温开水冲服或布包煎服。

【功效主治】消食导滞、行气消积。主治小儿消化不良。

苍术砂仁散

【组成】焦苍术、砂仁各 15g，炒车前子、白术、诃子各 10g。

【制法用法】上药共研为极细末，和匀，贮瓶备用。口服。日服 3 次，6 个月以内婴儿每次 1~1.5g；6 个月 ~1 岁每次 1.5~2g；1~3 岁每次 2~3g。温开水冲服或布包煎服，或用淡盐水送服。若脱水重伴有酸中毒者，则应配合补液。

【功效主治】健脾和胃、利湿止泻。主治小儿消化不良。

厚朴建曲散

【组成】厚朴、建曲、槟榔、谷芽、麦芽、茯苓、鸡内金、陈皮各 50g。

【制法用法】以上诸药按质分炒，共研极细末，和匀，贮

瓶备用。口服。每日服 2~3 次，1 岁以内每次 5g；1~3 岁每次
10g；4~7 岁每次 15g；7 岁以上者每次 20g，开水泡服或布包
煎服。

【功效主治】行气消积、导滞和胃。主治小儿消化不良、
纳呆。

苡仁散

【组成】炒苡仁 15g，怀山药、神曲、云茯苓、麦芽、泽泻各
12g，桑白皮 9g，陈皮 6g，胡黄连 3g。

【制法用法】散剂。上药共研极细末，和匀，贮瓶备用。口
服。一日服 3 次，每次 3g，温开水送服。

【功效主治】健脾和胃、调中止泻。主治小儿脾胃虚弱、消化
不良。

山药鸡内金散

【组成】怀山药 30g，鸡内金 6g。

【制法用法】上药共研极细末，和匀，贮瓶备用。口服。每
次服 3g，一日服 3 次，温开水冲服。

【功效主治】消食健脾。主治小儿消化不良。

香苏正气丸

【组成】紫苏 24g，香薷 19.2g，厚朴、藿香各 12g，扁豆、滑
石各 9.6g，橘皮 6g，茯苓、山楂、六曲、麦芽、枳壳、砂仁各
3g，甘草 1.5g。

【制法用法】蜜丸。上药共研细末，和匀，炼蜜为丸，每丸
重 3g。分装备用。口服。每日服 2 次，每次 1 丸，温开水化服。

3 岁以下儿童酌减。

【功效主治】解暑发表、消食和胃。主治小儿消化不良。

第二节 外用偏验方

代针丸

【组成】吴茱萸、五倍子、公丁香、灵磁石，白芥子各等份，冰片（或麝香）少许。

【制法用法】上药各研成细末，过筛和匀，加入冰片或麝香，再调以油膏，制成黄豆粒大小之药丸，密封备用。外用。穴位贴敷。取穴：足三里、天枢、中脘、关元。伴有吐乳加内关，发热加大椎，久泻不愈加脾俞、大肠俞、肾俞。选定穴位后，先用酒精或温开水擦洗取穴部的皮肤，然后将药丸置于四分之一张伤湿膏之中央，敷于穴位上使药丸与皮肤接触，松紧适中。每日换药1 次，5 次为 1 疗程。

【功效主治】温经通络、消食化积。主治小儿消化不良。

吴茱萸散

【组成】吴茱萸、炒苍术各15g，公丁香2g，白胡椒1g。

【制法用法】散剂。上药共研极细末，和匀，贮瓶备用。外用。用时取药末 1~2g，直接置于脐窝上，或用生油（开水亦可）调成糊状敷于脐窝上，外用 3cm×3cm 胶布固定，如用消炎镇痛膏固定，疗效更佳。24 小时后取下，未愈者再敷。

【功效主治】温中消食。主治单纯性消化不良。

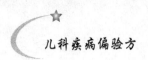

灵宝化积膏

【组成】松香750g，五灵脂200g，巴豆仁、蓖麻仁各100粒，阿魏（醋煮化）、当归各50g，两头尖、穿山甲、乳香、没药各25g，麝香3g，芝麻油250ml。

【制法用法】膏药。上药除乳香、没药、麝香、松香、阿魏外，余药俱切片浸油内3日，用砂锅熬药至焦黑色，去渣，入松香煎20分钟再入乳香面、没药面、麝香末、阿魏，搅匀，入水中抽洗，以金黄色为度。煎时以桃柳枝搅匀，勿令花，摊膏备用。或用时摊膏。外用。用狗皮膏摊贴患处，每日须热熨，令药气深入为妙。

【功效主治】消滞化积。主治小儿消化不良。

胡砂散

【组成】延胡索粉3g，砂仁粉3g，胡椒粉0.8g。

【制法用法】散剂。将上药和匀，贮瓶备用。外用。用时每取本散1.5g，分作3份，分别撒于双手心和肚脐上。上盖敷料，胶布固定。每日换药1次，5次为1疗程。

【功效主治】消积除胀。主治小儿消化不良。

五积六聚膏

【组成】木鳖子15g，文术、阿魏、三棱、桃仁、红花、赤芍药、丹参、乳香、没药各9g，樟丹180g，香油500ml。

【制法用法】膏药。将上药投入香油中炸焦，滤油去渣，再炼油至沸，再加樟丹研细搅匀熬成膏，备用。外用。每用30~60g，摊白布上，再以寸香0.15g，梅片0.15g，研细放入膏药中搅匀，贴患处。

【功效主治】活血化瘀、消积化滞。主治小儿消化不良。

绿豆膏

【组成】绿豆粉、枯矾各9g，母丁香、白胡椒各6g，淡吴茱萸3g，太乙膏120g。

【制法用法】药膏。上药共研极细末，和匀，加太乙膏熔化搅匀即得。收贮备用。外用。用时取膏适量，贴敷肚脐上。上盖敷料，胶布固定。

【功效主治】温中散寒、健脾止泻。主治小儿消化不良。

千金膏

【组成】千金子、大黄、生山甲、生三棱、甘遂、秦艽、草蔻、莪术、芫花、炙鳖甲、鸡内金、莱菔子、白芥子各120g，大戟45g，槟榔45g，胡黄连30g，芜荑30g，吴茱萸30g。

【制法用法】上药用香油7500ml炸枯，滤油去渣，炼油至滴水成珠，加官粉1300g成膏，离火，另用阿魏30g、木香7.5g、乳香15g、丁香15g、肉桂15g，共研细面。每500g油膏，兑上药细面15g搅匀即可。摊膏备用。外用。用时取膏温热化开，贴于肚脐上。

【功效主治】消食导滞、逐水破积。主治小儿消化不良。

小贴士

预防小儿消化不良的方法

（1）给孩子喂食的时间最好确定在一个时间段，不要经常变动，每次给孩子吃的量要适量，并不是吃得越多越好。

（2）孩子正是长身体的时候，在多吃肉的同时，也要适当搭配蔬菜，小孩子的消化系统还没完全发育好，吃太多肉类，滞在胃中，容易引起消化不良。

（3）控制小孩子的零食，不能让他在饭前吃糖、巧克力等含糖量较高的零食。

（4）预防孩子着凉。

第六章　小儿营养不良

营养不良，是由蛋白质和能量摄入不足或吸收障碍引起，常伴有其他营养素的缺乏，表现为消瘦、皮下脂肪消失、精神萎靡、免疫力低下、生长发育迟缓等的状况。

中医学称之为"疳积"。本病多因禀赋较弱，哺乳不当、饮食不节、恣食肥甘、病后失调等损伤脾胃所致，或由厌食、积滞、药误发展而成。症状表现为皮下脂肪减少或消失，进行性消瘦，生长发育停滞；全身虚弱，面黄发枯，食欲欠佳，嗜食异物，甚则腹部胀大如箕，青筋暴露；精神萎靡或烦躁，头发干枯成束，体温低于正常。

1. 疳证

疳气：形体略见消瘦，面色稍萎黄，食欲不振，或食多便多，大便干稀不调，精神不振，好发脾气。舌苔腻，脉细滑。多见于本病之初期。

疳积：形体消瘦明显，脘腹胀大，甚则青筋暴露，面色萎黄，毛发稀疏易落，烦躁。或见揉眉挖鼻，吮指磨牙，食欲减退。或善食易饥、大便下虫。或嗜食生米、泥土等异物。舌质偏淡，苔淡黄而腻，脉濡细而滑。多见于本病之中期。

干疳：极度消瘦，皮包骨头，呈老人貌，皮肤干枯有皱纹，精神萎靡，啼哭无力，无泪。或可见肢体浮肿。或见紫癜、鼻衄、齿衄等。舌淡或光红少津，脉弱。多见于本病之晚期。

2. 积证

乳食内积：面黄少华，烦躁多啼，夜卧不安，食欲不振，腹部胀满，大便溏泄酸臭或便秘，小便短黄或如米泔，伴有低热。舌红，苔腻，脉滑数，指纹紫滞。

脾虚夹积：面色萎黄，形体较瘦，困倦无力，夜寐不安，不思乳食，腹满喜伏卧，大便稀糊。唇舌淡红，苔白腻，脉细而滑，指纹淡滞。

第一节　内服偏验方

神曲山楂方

【组成】枳实 9g，神曲、山楂、茯苓、苏子、草决明、车前子各 6g，鸡内金 4g，蝉蜕 2g。

【制法用法】将上药水煎。每日 1 剂，分 2 次服。

【功效主治】软坚散结。主治小儿疳积。

山药山楂方

【组成】生山药、生山楂各 9g，黄芪、鸡内金各 6g，炙穿山甲、炙鳖甲、炙龟甲、红参各 3g。

【制法用法】上药共研极细末，和匀，贮瓶备用。口服。每日服 3 次，1~2 岁每次 1.5g；2~6 岁每次 2g；6 岁以上者每次可适当加大药量。随饭或温开水冲服。连服 3 个月左右。

【功效主治】补肾填精、消积导滞、益气健脾。主治小儿疳积。食欲不振、大便失调。

党参麦芽方

【组成】党参、麦芽、山楂、鸡内金各 10g，爵床、炒白术、茯苓、使君、神曲各 8g，槟榔、山药、甘草各 6g。

【制法用法】上药共研极细末，和匀，贮瓶备用。口服。每日服 2 次，1~3 岁每次 2~3g；4~6 岁每次 3~4g；7~8 岁每次 4~6g。以温开水冲服。

【功效主治】健脾益气、消食化滞、驱虫消积。主治小儿疳积。

鸡内金山楂方

【组成】鸡内金 15g，山楂 10g，郁金、山药、茯苓、莲子、麦芽、谷芽各 7.5g。

【制法用法】上药共研极细末，和匀，贮瓶备用。口服。每次服 3g，加鸡蛋 1 枚调匀蒸熟，再加适量盐或蔗糖；也可用面粉将药粉调匀，用香油煎成油饼食用。日服 1 或 2 次。

【功效主治】健脾消食、理气导滞。主治小儿疳积。

鸡内金荔枝核方

【组成】鸡内金（焙干）30g，荔枝核 2.5g，春砂仁 6g。

【制法用法】上药共研极细末，加入饭焦粉（即锅巴）研末，或再加点糖调味，混匀，贮瓶备用。口服。每日服 2 次，每次服 12~15g，剂量视患儿年龄大小酌定。温开水冲服。

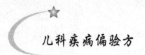

【功效主治】消食健脾、理气和胃。主治小儿疳积及蛔虫病。

三味散

【组成】石决明、瓦楞子、石燕各等份。

【制法用法】上药共研极细末，和匀，贮瓶备用。口服。每日服 1~2 次。每次 3g，用糖开水调服，最好与鸡肝或猪肝适量同蒸熟服用。

【功效主治】平肝、健脾、消积。主治疳积。

使君子肉干蟾方

【组成】使君子肉、干蟾各 9g。炒白术、槟榔、麦芽、山楂肉各 6g，川黄连、木香、枳实、砂仁、陈皮各 3g。

【制法用法】上药共研极细末，和匀，贮瓶备用。口服。每日服 3g，分 2 次用开水送服。幼儿减半。

【功效主治】健脾、消食、化积。主治小儿疳积。

石决明散

【组成】煅石决明、夜明砂、使君肉、熟芦荟、净五谷虫、小青竹叶各等份，公猪肝 75g。

【制法用法】上药共研极细末，和匀，贮瓶备用。口服。先将猪肝用竹刀披片勿断，将药末掺入肝片之间，滚满肝片之外（每次服药末 10g），然后用草纸将猪肝包好，水湿润，共包 7 层，层层湿润，放入灰火内煨，熟后去纸壳，嚼食猪肝即可，每日服 1 次。

【功效主治】消积驱虫、清肝明目。主治小儿疳积。

鸡内金方

【组成】鸡内金 60g，牵牛子 30g，神曲 30g。

【制法用法】散剂。上药共研极细末，和匀，贮瓶备用。口服。每次服 2~3g，一日服 3 次，温开水冲服。

【功效主治】导滞、消食。主治小儿疳积。

生谷芽方

【组成】生谷芽、鸡内金、焦麦芽、五谷虫、蜕蝉各 3g，生黄芪 2.5g，胡连 1.2g。

【制法用法】上药共研极细末，和匀，贮瓶备用。口服。每晚服 3~6g，用红糖水调服之。

【功效主治】扶脾健胃、磨积消食、清热。主治小儿疳积。

山药建曲散

【组成】炒山药、建曲各 18g，半夏 15g，藿香、炒枳壳各 12g，炒谷芽、炒麦芽、陈皮各 10g，木香 6g。

【制法用法】上药共研极细末，和匀，贮瓶备用。口服。每日服 2 次，3~6 岁每次 1.5g；3 岁以下者每次 1g，用白糖水调服。久服乃效。

【功效主治】消食化积。主治小儿疳积。

苍术蒲黄散

【组成】苍术、蒲黄（生、熟各一半）、元明粉、穿山甲各 18g，牛黄 0.75g，猪肝 1 具。

【制法用法】上药共研极细末，再将猪肝煮熟，剔除白色血管，趁热合上药粉于药研中压碎，晒干，共研成极细末，和匀，贮瓶备用。口服。一日服 3 次，1 岁患儿每次 0.6g，白开水送服。1 岁以上者，每岁增加 0.3g。

【功效主治】攻补兼施。主治小儿疳积。

青黛散

【组成】煅石决明、炉甘石各 30g，胡黄连、赤石脂各 15g，朱砂 12g，青黛 9g。

【制法用法】上药共研为极细末，再擂至无声为度，和匀。贮瓶备用。口服。日服 1~2 次。每次 2g，用鸡肝 1 具或猪肝 50g，拌药粉蒸服。亦可用肝汤冲服药末。

【功效主治】清火消积、补脾明目。主治小儿疳积、消化不良、肠道寄生病、营养不良。

鸡肝散

【组成】草决明 20g，鸡内金、山楂各 10g，鲜鸡肝 1 具。

【制法用法】先将前三味药共研极细末，和匀，再将鸡肝捣碎如泥状，与药粉拌匀，搓成团如鸡蛋大小，以清洁纱布包紧，用线包好，然后用第二次的淘米水 500ml，并入瓦罐．煎为 100ml，备用。口服。先食药，后饮汤，每日 1 次服完。上药为 1 日量。

【功效主治】健脾和胃、消食导滞、杀虫除疳。主治小儿疳积。

山楂建神曲方

【组成】山楂、建神曲、蝉蜕各、鸡蛋壳各 12g。槟榔、炒谷芽各 15g。

【制法用法】上药共研极细末，和匀，贮瓶备用。口服。一日服 3 次，每次 0.6g，温开水送下。

【功效主治】健脾益胃、消食化积。主治小儿疳积。

茯苓怀山药方

【组成】茯苓、怀山药、芡实、莲米各等份。

【制法用法】糕剂。将上药烤熟制粉，加糯米粉及砂糖拌匀。压制成糕，收贮备用。口服。每日早、中、晚各服 1 次，每次服适量。

【功效主治】健脾消积。主治小儿伤食、疳积。

牵牛子枳蟾散

【组成】炙枳实 12g，神曲、山楂肉、炙鸡内金、炙蟾皮各10g，牵牛子 6g，炙甘草 5g。

【制法用法】上药共研极细末，和匀，贮瓶备用。口服。一日服 3 次，每次 1.5g，温开水冲服。

【功效主治】健脾、导滞、消积。主治小儿疳积。

皂矾小麦散

【组成】皂矾、小麦粉各 14.4g，使君子肉 2.4g，土炒白术、滑石、炙五谷虫各 1.8g。

【制法用法】将其余各药研成极细末，水泛为丸，煅皂矾粉为衣，如芝麻粒大。贮瓶备用。口服。每日服 2~3 次，每周岁15~20 粒；散剂：每周岁每次 0.6~1g，每增加 1 岁加 0.6g，可调和在牛乳、豆浆、蛋汤及粥饭等食物内同吃，或和入面粉内。加入适量的糖或食盐，再用冷开水及豆油拌和，做成饼状，烤熟后服食。

【功效主治】燥湿健脾、杀虫消积。主治小儿疳积。

人参白术方

【组成】人参、制白术、莲子肉各9g，山楂炭、五谷虫炭各6g，陈皮、砂仁各3g。

【制法用法】上药共研极细末，和匀，贮瓶备用。口服。每日服1~2次，每次6g，温开水冲服。3岁以下小儿酌减。

【功效主治】健脾消积。主治小儿疳积、厌食、消化不良。

茅根石膏方

【组成】白茅根、生石膏各20g，板蓝根、甘草各15g。金银花、连翘、芦根各10g。

【制法用法】上药共研极细末，和匀，贮瓶备用。口服。一日服3次，每次3~5g，温开水冲服或布包煎服。

【功效主治】消积清热、健脾利气。主治小儿疳积、消化不良、嗜食、食积及挑食。

知母散

【组成】炙甘草、紫参各9g，知母、焙青皮、柴胡各6g，煨诃子3枚。

【制法用法】上药共研极细末，和匀，贮瓶备用。日服。每次服3g，沸水冲服或煎服。

【功效主治】退热消胀、通结。主治疳积腹胀、壮热、疟疾。

木香丸

【组成】炮木香、黄连、炒神曲、芜荑、炒麦蘖、川楝子肉各等份。

【制法用法】水丸。上药共研细末，和匀，猪胆蒸熟为丸，如麻豆大。贮瓶备用。口服。每服 30~40 丸，看小孩年龄大小加减。不饥不饱时服。

【功效主治】清热消食、杀虫化积。主治小儿诸疳。

三甲散

【组成】炙鳖甲、炙龟甲、炙穿山甲、鸡内金、炒槟榔各 3g，砂仁 1.2g，番泻叶 0.3g。

【制法用法】上药共研极细末，和匀，贮瓶备用。口服。一日服 3 次，每次 1g，开水冲服。

【功效主治】消食导滞、消瘕破积。主治小儿疳积、消化不良。

谷麦金蝉散

【组成】炒谷芽（或神曲 6g）、炒麦芽、炒蝉蜕、山楂、炒苍术、焦玉竹各 6g，鸡内金 3g。

【制法用法】上药共研极细末，和匀，贮瓶备用。口服。1 岁以下每日 1~1.5g；1~4 岁每日 3~4.5g；4~7 岁每日 4.5g；成人每日 6~9g。均分为每日 3 次服，温开水冲服。

【功效主治】健脾导滞、消疳镇惊。主治小儿疳积、厌食、夜惊多汗。

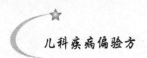

麦芽消积方

【组成】麦芽（炒）、山楂（炒焦）、广陈皮、六神曲（炒）各 3g，川黄连、芜荑、龙胆草各 0.9g。

【制法用法】上药共轧为细粉，和匀过 80~100 目筛，用冷水泛为小丸，晒干或低温干燥。贮瓶备用。口服。每日服 2 次，每次 6g，温开水送服。

【功效主治】杀虫消食。主治小儿疳积、虫积腹痛。

五香藤方

【组成】五香藤、糯米根、隔山消各等份。

【制法用法】上药共研极细末，和匀，贮瓶备用。口服。每取本散 3g，肥儿粉 6g（中成药）混合蒸服，加适量白糖或食盐，或蒸鸡蛋服。每日服 1 次。

【功效主治】健脾消积。主治小儿疳积、消化不良。

石燕散

【组成】石燕适量。

【制法用法】将石燕火煅，米醋淬，打碎研为极细末，贮瓶备用。口服。一日服 2 次，每取适量，1 岁以下每次 2~3g；1~3 岁每次 4~6g，放入适量红糖，米汤调服。

【功效主治】健脾止泻。主治小儿营养不良、长期腹泻。

蟑金散

【组成】蟑螂 3 份，鸡内金 2 份，陈皮 1 份。

【制法用法】散剂。上药共研极细末，和匀，贮瓶备用。口服。每次服 5~10g（视患儿年龄大小与病情轻重酌定），每日服 3 次，温开水冲服。10 天为 1 疗程。

【功效主治】理气和胃、消食健脾。主治小儿疳积。

金一甲散

【组成】炙鳖甲 30g，鸡内金、乌贼骨（去壳）各 15g，朱砂 6g，蜈蚣 4 条。

【制法用法】上药共研极细末，和匀，贮瓶备用。口服。每日服 3 次，1~3 岁每次 1g；4~6 岁每次 2g；7~9 岁每次 3g；10~12 岁每次 4g。加白糖适量，开水冲服。

【功效主治】软坚制酸、消食安神。主治小儿疳积。

第二节 外用偏验方

珠荟散

【组成】真芦荟、龙脑薄荷叶、儿茶各 1.5g。珍珠 1.2g，官硼砂 0.6g，青黛 0.3g，大冰片 0.15g。

【制法用法】上药共研极细末，研至无声，和匀，贮瓶备用，勿令泄气。外用。用时取少许吹患处，日吹 3 次。

【功效主治】解毒防腐、消炎生肌。主治小儿五疳积发热、牙疳。

杏仁桃仁散

【组成】杏仁、桃仁、山栀子、皮硝各 10g，白胡椒 7 粒，葱

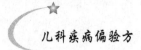

白 7 根。

【制法用法】上药研末，加鸭蛋（弃黄取清）1 枚、白酒 5ml，拌匀，备用。将上述药末用纱布压成两块药饼，外敷神阙、命门两穴，24 小时后取下。

【功效主治】清热泻火。主治小儿疳积。

生山栀方

【组成】桃仁、杏仁、生山栀各等份，加冰片、樟脑少许。

【制法用法】上药晒干研末，加冰片、樟脑混匀，贮藏备用。取药末 15~20g，用鸡蛋清调拌成糊状，干湿适宜，备用。将上述药糊敷于双侧内关穴，然后用纱布包扎，24 小时后更换。每次间隔 2~3 天。

【功效主治】润肠清热。主治小儿疳积初、中期。

二仁方

【组成】生栀子仁 30 粒，桃仁 7 粒，皮硝 9g，葱头 7 个，飞罗面 1 匙，鸡蛋（去黄）1 枚，蜂蜜适量。

【制法用法】将上药研为细末，用蜂蜜、蛋清调匀，备用。用荷叶为托，将药膏外敷肚皮上，用纱布固定，每日换药 1 次。

【功效主治】清热、活血、消积。主治小儿疳积。

玉豆散

【组成】炒玉米、炒扁豆各 18g，神曲、炒莲肉（去心）、茯苓各 12g，炒麦芽、炒砂仁、煨肉豆蔻、使君子肉各 9g，陈皮 6g，鸡蛋 1 个。

【制法用法】上药焙干碾碎，过筛为细末，贮瓶备用。用时，取鸡蛋 1 个，顶端开一小口，将蛋清倒出，放药末 1~2g 于鸡蛋内搅匀，以面包裹煨熟（面干蛋熟）。小儿半岁至 3 岁每天食蛋 1个，4~6 岁每天 2 个，1 个月为 1 个疗程。

【功效主治】温中散结。主治小儿疳积。

栀子飞罗面方

【组成】栀子、飞罗面、红花各 15g，阿魏 10g，麝香 0.6g，葱白 6 个，蜂蜜 45g。

【制法用法】先将红花、阿魏、栀子共研细末，与飞罗面混合，另将葱白切碎捣烂加入蜂蜜，与前药粉共调和成软膏状，入瓷罐密封，不使透气，备用。外用，上药膏分作两份摊于黑布上，再将麝香研为细末，分别撒于两份膏药之上。先用一贴贴敷肚脐。外以长布，缠裹固定，勿使脱落。3 日后换贴另一帖；过 3 日再将前膏药加蜂蜜少许调匀换贴。如前法，前后共贴 12 日即可去膏药。

【功效主治】活血化瘀、消炎解毒、软坚消积。主治小儿疳积。

吴茱萸方

【组成】芒硝、吴茱萸、生香附、葎草叶、侧柏叶各 15g，小茴香、白胡椒各 6g。

【制法用法】上药共研极细末，和匀，贮瓶备用。外用。用时每取此散 30g，用鸡蛋清调和成糊状，外敷于肚脐和涌泉穴（双）上。上盖敷料，胶布固定，每日换药 1 次，10 次为 1 疗程，或先浸泡双足，再敷药。即取本方 1 剂，加清水 600ml，煎数沸后，将药液倒入脚盆内，待温后，浸泡双足，并洗小腿，每次浸泡 20 分钟后，再用本散外敷之。

【功效主治】温通导滞、解郁消积。主治小儿疳积。

小贴士

小儿营养不良的防治方法

1. 加强营养指导

鼓励母乳喂养，母乳不足或无母乳者，应补以含优质蛋白的代乳品（牛、羊奶、豆浆、鱼肉等），防止单纯以淀粉类食品，炼乳或麦乳精喂养。较大儿童应注意食物成分的正确搭配，适当供应肉、蛋、豆制品，补充足够的蔬菜。

2. 积极防治疾病

预防传染病，消除病灶，矫治先天畸形等。

3. 重视体格锻炼

纠正不良卫生及饮食习惯，饮食定时，保证充足睡眠。

第七章　小儿夜啼

夜啼是指以婴儿日间安静，夜间啼哭不安为主要表现的疾病。本病多见于6个月以内的婴幼儿，是婴幼儿常见病症之一。

中医认为本病多因脾寒、心热、伤食、惊恐或心肾亏虚所致。

1. 脾虚中寒证

脾虚中寒证是指脾气未健，又被寒邪损伤，以夜间啼哭，时哭时止，哭声低微，口唇色淡，面色无华，睡喜蜷卧，腹喜摩按，四肢不温，吮乳无力，大便溏薄，小便清，舌淡白，苔薄白，指纹淡红为常见症状的夜啼证候。

2. 心经积热证

心经积热证是指心经积热，心火上炎，以夜间啼哭，哭声较响，见灯尤甚，哭时面赤唇红，烦躁不宁，身腹俱暖，大便秘结，小便短赤，舌尖红，苔薄黄，指纹多紫为常见症状的夜啼证候。

3. 惊恐伤神证

惊恐伤神证是指神气本弱，又兼受惊恐损伤，以夜间突然啼哭，似见异物状，神情不安，时作惊惕，紧偎母怀，面色乍青乍白，哭声时高时低，时急时缓，舌苔正常，脉数，指纹色紫为常

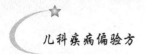

见症状的夜啼证候。

第一节 内服偏验方

大黄甘草散

【组成】大黄 20g，甘草 5g。

【制法用法】上药共研极细末，和匀，贮瓶备用。口服。每次服 6g，日服 3 次，用蜂蜜水送服。

【功效主治】通便导滞。主治小儿夜啼。

竹叶茯神丸

【组成】竹叶 4.5g，炒枣仁、麦门冬、茯神各 3g，黄连 0.9g，灯心草 1.5g。

【制法用法】上药除灯心草外，余药共研细末，和匀，再将灯心草加水煎取浓汁，和药为丸，如绿豆大，贮瓶备用。口服。日服 1~2 次，每次 1.5~3g，温开水化服。

【功效主治】清心泻火、安神镇惊。主治小儿夜啼。

钩藤散

【组成】钩藤、薄荷、炒酸枣仁各 4g，蝉蜕 2g。

【制法用法】上药共研极细末，和匀，贮瓶备用。口服。每次服 3~5g，每日 2 次，温开水冲服。

【功效主治】平肝安神。主治小儿夜啼。

蝉蜕散

【组成】蝉蜕 20g，薄荷 3g。

【制法用法】上药共研极细末，和匀，贮瓶备用。口服。上为 1 日量，分 3~4 次服，沸水冲服或布包煎服。

【功效主治】祛风清脑安神。主治小儿夜啼。

黄连朱砂钩藤散

【组成】黄连 6g，朱砂、钩藤各 3g。

【制法用法】散剂。上药共研极细末，和匀，贮瓶备用。口服。用时取药末 0.5~1.5g，温开水冲服。

【功效主治】清热安神。主治小儿夜啼。

酸枣仁方

【组成】酸枣仁、川黄连、乌梅、焦山楂各 9g，麦冬 3g，生大黄 6g（后下）。

【制法用法】上药研末，备用。水煎。分 3 次口服，每日 1 剂。3 剂为 1 个疗程。

【功效主治】消食泻火。主治小儿夜啼。

蝉蜕液

【组成】钩藤、薄荷、炒酸枣仁各 4g，蝉蜕 2g。

【制法用法】将上药水煎 3 次后合并药液。分早、晚 2 次口服，每日 1 剂。

【功效主治】镇静安神。主治小儿夜啼。

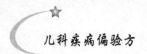

柏叶散

【组成】柏叶 15g，胆南星、僵蚕、全蝎、郁金、雄黄各 3g。

【制法用法】上药共研极细末，和匀，贮瓶备用。口服。日服 1~2 次，每次 3g，用薄荷蜜水调下。

【功效主治】凉血解毒、祛风散热。主治小儿夜啼、全身壮热。

当归远志方

【组成】当归、远志、蝉蜕、钩藤各 6g，茯神、珍珠母、紫贝齿各 7.5g。

【制法用法】将上药水煎。每日 1 剂，分 2 次服。

【功效主治】镇静安神。主治小儿夜啼。

芍甘散

【组成】芍药 10g，甘草、元胡、木香各 5g，干姜 3g。

【制法用法】上药共研极细末，和匀，贮瓶备用。口服。每日服 2 次，每次 1.5~3g，温开水冲服。

【功效主治】温中散寒、缓中止痛。主治阵阵腹痛、啼哭不安。

黄连连翘散

【组成】川黄连、连翘、淡竹叶、大黄、炒枣仁、木通各等份。

【制法用法】散剂。上药共研极细末，和匀，贮瓶备用。口服。每日服 2 次，每次 1.5~3g，温开水冲服。

【功效主治】清心泻火安神。主治小儿夜啼。

二香散

【组成】广木香、小茴香、紫苏叶各 6g。

【制法用法】上药共研极细末，和匀，贮瓶备用。口服。每日服 3 次，每次 3~6g，温开水冲服。

【功效主治】补肾之阳、温散寒邪。主治小儿夜啼。

酸枣仁黄连液

【组成】酸枣仁、川黄连、乌梅、焦山楂各 9g，生大黄（研末）6g。麦冬 3g。

【制法用法】先将前五味药加水煎煮三次，滤汁去渣，合并滤液，加热浓缩成口服液，再将大黄粉兑入和匀即成。每毫升内含生药 2g。贮瓶备用。口服。每日服 3 次，每次 5~10ml，5 天为 1 疗程。

【功效主治】清热安神、消食导滞。主治小儿夜啼。

第二节　外用偏验方

木通饼

【组成】木通 2.5g，生地 4.5g，黄连、甘草、灯心草各 1.5g。

【制法用法】上药共研细末，加白蜜滚水调和成饼。敷贴两手心劳宫穴上。

【功效主治】清心泻火。治小儿夜啼。

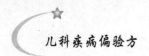

羌活防风膏

【组成】羌活、防风、天麻、薄荷、黄连、甘草、全蝎、僵蚕、胆南星各10g，犀角片（用水牛角15g代，切片）6g。

【制法用法】麻油熬，黄丹收。摊膏备用。敷贴两手心劳宫穴上。

【功效主治】镇心解热、息风镇静、退惊安神。主治小儿夜啼。

牵牛子方

【组成】牵牛子7粒。

【制法用法】上药研末，用温水调成糊状，备用。于临睡前敷于肚脐上，用胶布或绷带固定。

【功效主治】逐水泻火。主治小儿夜啼。

龙砂膏

【组成】生龙骨、绿豆各5g，朱砂2g。

【制法用法】上药研极细末，和匀，贮瓶备用。外用。用时取此膏10g，以鸡蛋清1枚调和为糊状，外敷于双手心劳宫穴和肚脐上，上以敷料覆盖，胶布固定。24小时后取下。若疗效不佳，可如法再敷1次。

【功效主治】镇惊安神。主治小儿夜惊而啼。

牵牛散

【组成】黑牵牛（子亦可）适量。

【制法用法】上药共研极细末，和匀，贮瓶备用。外用。于临睡前，取本散适量，填入脐孔中，或以温开水调敷脐中，外以纱布覆盖，胶布固定。每晚换药 1 次。

【功效主治】利水除烦、安神止啼。主治小儿夜啼。

地黄膏

【组成】生地黄 4.5g，木通、黄连、甘草、灯心草各 1.5g。

【制法用法】上药共研细末，和匀，用白蜜滚水调和成软膏状，备用。外用。用时取药膏适量，分别敷于两手心劳宫穴上。

【功效主治】清心泻火。主治小儿夜啼、二便不通。

羌活防风膏

【组成】羌活、防风、天麻、薄荷、黄连、甘草、全蝎、僵蚕、胆南星各 10g，犀角片（可用水牛角 15g 代，切片）6g。

【制法用法】麻油熬，黄丹收。摊膏备用。外用。用时取膏药温热化开，贴胸口和肚脐上。

【功效主治】镇心解热、息风镇静、退惊安神。主治小儿热、惊、躁、啼等。

小贴士

小儿夜啼的原因

小儿夜啼是指小儿白天正常，入夜则啼哭不眠。患此症后，持续时间少则数日，多则经月。本病多见于半岁以内的婴幼儿。啼哭是婴儿一种本能性反应，因为在婴儿时期尚没有语言表达能力，"哭"就是表达要求或痛苦的一种方式。如饥饿、口渴、衣着过冷或过热、尿布潮湿、臀部腋下皮肤糜烂、湿疹作痒，或虫咬等原因，或养成爱抱的习惯，均可引起患儿哭闹。这种哭闹是正常的本能反应。有些疾病，如佝偻病、虫病、外科疾病等也可引起婴儿啼哭，但不在本节讨论范围。预防除加强日常护理外，饮食应以乳类、粥食为主。

中医认为小儿夜啼常因脾寒、心热、惊骇、食积而发病。脾胃虚寒，症见小儿面色青白，四肢欠温，喜伏卧，腹部发凉，弯腰蜷腿哭闹，不思饮食，大便溏薄，小便清长。舌淡苔白，脉细缓，指纹淡红。治宜温中健脾。心热受惊，症见小儿面赤唇红，烦躁不安，口鼻出气热，夜寐不安，一惊一乍，身腹俱暖，大便秘结，小便短赤。舌尖红、苔黄，脉滑数。治宜清热安神。惊骇恐惧，症见夜间啼哭，面红或泛青，心神不宁，惊惕不安，睡中易醒，梦中啼哭，声惨而紧，呈恐惧状，紧偎母怀，脉象唇舌多无异常变化。治宜镇惊安神。乳食积滞，症见夜间啼哭，厌食吐乳，嗳腐泛酸，腹痛胀满，睡卧不安，大便酸臭，舌苔厚腻，指纹紫滞。治宜消食导滞。

第八章　小儿流涎

　　流涎是指口中不自觉地或不由自主地频频流出唾液的表现。一般来讲，1岁以内的婴幼儿因口腔容积小，唾液分泌量大，加之出牙对牙龈的刺激，大多都会流口水。随着生长发育，大约在1岁左右流口水的现象就会逐渐消失。如果到了2岁以后孩子还在流口水，就可能是异常现象，如脑瘫、先天性痴呆等。另外，孩子患口腔溃疡或脾胃虚弱，也会流涎不止。

　　小儿流涎中医称"滞颐"。认为本病多因脾胃积热或脾胃虚寒所致，脾之液为涎，廉泉乃津液之道路。小儿脾胃素蕴湿热，乃致廉泉不能制约；而小儿素体脾胃虚寒，乃致不能收摄其津液。二者均可致口角流涎，表现是口角流涎，口水颇多。若涎液自流而稠黏，伴口角赤烂，多属脾胃积热；涎液清稀，伴大便溏薄，面白唇淡，则属脾胃虚寒。

1. 心脾积热证

　　口腔或舌上糜烂或溃疡、疼痛拒食、流涎、多啼，小便短赤、大便干结或发热面赤，舌尖赤，脉数或指纹脉紫现于风关。

2. 脾胃虚寒证

　　有腹痛或呕吐，入即吐，吐物有不消化之乳食，吐清稀痰水，流涎，食少，面色㿠白，细脉或指纹淡现于风关。

3.脾气虚证

食少，涎流腹胀，体倦肢怠，动少，色萎黄或消瘦，泄泻，舌淡苔白，脉缓弱或指纹淡现于风关。

第一节　内服偏验方

大枣汤

【组成】竹叶 7g，陈皮 5g，大枣 5 枚。

【制法用法】将上药水煎。分 2 次服。每日 1 剂。

【功效主治】健脾和胃。适用于小儿流涎。

桑白皮煎剂

【组成】桑白皮 10~20g。

【制法用法】将上药加水 100ml，煎至 60ml。分 2~3 次口服，每日 1 剂。5 剂为 1 个疗程。

【功效主治】泻肺利水。适用于小儿流涎。

鸡内金方

【组成】鸡内金、生黄芪各 10g，益智仁、白术各 8g。

【制法用法】将上药水煎。每日 1 剂，分 3 次口服。4 剂为 1 个疗程。

【功效主治】健胃理气。适用于小儿流涎。

吴茱萸天南星散

【组成】吴茱萸子3份，天南星1份。

【制法用法】上药共研细末，贮瓶备用。用时取药粉15g，用陈米醋调成黏厚糊状饼。敷贴涌泉穴（男左女右），用纱布扎紧，每次敷贴12小时，一般3或4次即可。

【功效主治】散寒化痰，导热下降。适用于小儿流涎。

白术益智仁散

【组成】土炒白术12g，益智仁8g。

【制法用法】上药共研极细末，和匀，均分为12包，贮瓶备用。口服。每日服2次，每次1包，7天服完。温开水调服。

【功效主治】健脾益气、燥湿和胃、补肾摄涎。主治小儿多涎。

金芪丸

【组成】鸡内金、生黄芪各10g，益智仁、白术各8g。

【制法用法】上药共研细末，和匀，水泛为丸，如绿豆大，晒干，贮瓶备用。口服。每日服3次，每次3~6g，温开水冲服。

【功效主治】健脾益气、消食止涎。主治小儿口角流涎。

二粉散

【组成】山药粉20g，山慈菇粉5g，红糖适量。

【制法用法】散剂。将上药粉和红糖和匀，备用。口服。将上药粉用白开水调和成糊状，煮熟，日分2次食用，连服5~7天。

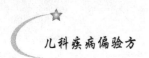

【功效主治】健脾摄涎。主治小儿流涎。

乌梅党参散

【组成】乌梅 10g，党参 9g，茯苓 8g，白术、五味子、芡实各 5g，山药、白果、陈皮、麦门冬各 4g。

【制法用法】上药共研极细末，和匀，贮瓶备用。口服。每日服 3 次，每次 3~6g，7 天为 1 疗程。

【功效主治】健脾益气、扶助中宫、收敛止涎。主治小儿流涎。

仁金散

【组成】益智仁、鸡内金各 10g，白术 6g。

【制法用法】上药共研极细末，和匀，贮瓶备用。口服。每日服 3 次，每次 3~6g，温开水冲服或布包煎服。

【功效主治】健脾燥湿、摄涎消食。主治口流清涎、不能自制、纳呆、神疲。

生姜白术方

【组成】鲜生姜 25g，炒白术、益智仁各 10g，白糖 25g，白面粉适量。

【制法用法】先将炒白术、益智仁共研细末，再将生姜洗净后捣烂绞汁，把药粉同面粉、白糖和匀，然后加入生姜汁和清水和匀，做成小饼 6~7 块，放入锅内，如常法烙熟，备用。口服。每日服 2 次，每次 1 块，嚼食。连用 7~10 天。

【功效主治】健脾摄涎。主治小儿口角流涎。

第二节　外用偏验方

吴茱萸盐附片方

【组成】吴茱萸、盐附片各 5g，面粉 10g。

【制法用法】将前 2 味研细末，入面粉拌匀，用半水半醋调成干糊状，备用。取上药贴两足心（涌泉穴）上，用纱布扎紧，晚上贴早上摘掉。

【功效主治】温补降热。适用于小儿流涎。

南黄饼

【组成】制南星 30g，生蒲黄 12g。

【制法用法】药膏饼。上药共研细末，和匀，用醋（保宁醋）适量调和成膏，搓成药饼，备用。外用。取药饼，贴包足心涌泉穴（男左女右），12 小时易之。

【功效主治】温肾补脾、敛涎止唾。主治口角流涎。

硼砂牛黄散

【组成】煅硼砂 30g，人中白 15g，青黛、朱砂、冰片、元明粉各 10g，珍珠母 5g，牛黄 3g。

【制法用法】上药共研极细末，和匀，贮瓶备用。外用。每取少许吹入口腔内，一日数次。

【功效主治】清热解毒、防腐止涎。主治小儿口角流涎。

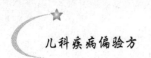

吴茱萸胆南星膏

【组成】吴茱萸 3 份，胆南星 1 份。

【制法用法】上药共研细末，和匀，用保宁醋适量调和成软膏状，备用。外用。用时取药膏适量约 20~30g，分贴敷双侧足心涌泉穴上，用纱包扎固定。每次贴 12 小时后取下，每日贴 1 次。

【功效主治】温脾、化痰、止涎。主治小儿流涎。

益智仁滑石散

【组成】益智仁、滑石各 10g，车前子、冰片各 6g，甘草 3g。

【制法用法】上药共研极细末，和匀，贮瓶备用。勿令泄气。外用。用时取此散适量，填敷脐部，用麝香虎骨膏固定。每日换药 1 次。

【功效主治】清热利尿、控涎。主治小儿流涎。

肉桂吴茱萸方

【组成】肉桂、吴茱萸各等份。

【制法用法】上药共研细末和匀，贮瓶备用。外用。用法有二：①取此散 20g，用 300ml 沸水冲泡，待温，于每晚临睡前，浸泡两脚，每次泡 30 分钟。冷则加温。②取此散 10g，用生姜汁调和成稠糊状，外敷于肚脐上。上盖敷料，胶布固定。或敷涌泉穴（泡足后敷药）。

【功效主治】温脾散寒。主治小儿口角流涎。

栀米散

【组成】焦栀子 20g，糯米 5g。

【制法用法】上药共研极细末，和匀，贮瓶备用。外用。用时取此散 10g，用温开水调和成稠糊状，外敷肚脐上。外盖纱布，胶布固定。药层干再滴水，使之湿润，1~2 日换药 1 次。

【功效主治】消炎止涎。主治小儿流涎。

小贴士

小儿流涎生理和病理现象的辨别

1. 生理性流涎

由于婴儿的口腔浅，不会节制口腔的唾液，在新生儿期，唾液腺不会发达，到第五个月以后，唾液分泌增加，六个月时，牙齿萌出，对牙龈三叉神经的机械性刺激使唾液分泌也增多，以致流涎稍多，均属生理现象，不应视作病态。随着年龄的增长，口腔深度增加，婴儿能吞咽过多的唾液，流涎自然消失。

2. 病理性流涎

是指婴儿不正常地流口水，常有口腔炎、面神经麻痹，伴有口嘴歪斜、智力下降等。另外，唾液分泌功能亢进、脾胃功能失调、吞咽障碍、脑膜炎后遗症等均可引起病理性流涎。如果到了 2 岁以后还在流口水，就可能是异常现象，如脑瘫、先天性痴呆等。

第九章　小儿遗尿

小儿遗尿是指以小儿已达到膀胱应能控制排尿的年龄入睡后仍有不随意排尿为主要表现的疾病。为儿科常见病。

中医认为本病多因先天不足，下焦虚寒，肾气不足，不能温养膀胱，膀胱气化功能失调，闭藏失调，不能约制水道所致；或脾肺气虚，上虚不能制于下；或湿热蕴结膀胱，气化失司所致；或肝经湿热，火热内迫，可致遗尿；亦有素有痰湿内蕴，入睡后沉迷不醒，呼叫不应，而常遗尿。

1. 肺脾气虚证

肺脾气虚证是指肺脾气虚，治节固摄失司，以夜间遗尿，日间尿频而量多，易患感冒，面色少华，神疲乏力，食欲不振，大便溏薄，舌质淡红，苔薄白，脉沉无力为常见症的小儿遗尿证候。

2. 肾气不固证

肾气不固证是指肾气亏虚，固摄失职，以睡中经常遗尿，甚者一夜数次，尿清而长，熟睡不易唤醒，醒后方觉，神疲乏力，面色㿠白，肢冷，腰腿酸软，记忆力减退或智力较差，小便清长，舌淡，苔少，脉细为常见症的小儿遗尿证候。

3. 肝经湿热证

肝经湿热证是指肝经湿热，下迫膀胱，以睡中小便自遗，尿黄量少，性情急躁，多梦，或夜间龄齿，手足心热，面赤唇红，口渴多饮，甚或白睛红赤，舌红，苔黄，脉弦数为常见症的小儿遗尿证候。

4. 心肾不交证

心肾不交证是指肾阴不足，心火偏亢，心肾不交，以梦中遗尿，夜寐不安，烦躁吵闹，白天多动少静，难以自制，或见五心烦热，潮热形瘦，舌红，少苔，脉细数为常见症的小儿遗尿证候。

第一节　内服偏验方

桑智方

【组成】桑螵蛸 30g，益智仁 7.5g。

【制法用法】上药共研细末，和匀，水煮面糊为丸，如梧桐子大。贮瓶备用。口服。临睡时每次服 10~15 丸，温开水送下。

【功效主治】缩尿固肾。主治小儿及成年人遗尿。

白果益智仁散

【组成】白果仁、益智仁各 10g，桑螵蛸 4g，炒山药、乌药各 3g，补骨脂 1.5g。

【制法用法】上药共研极细末，和匀，贮瓶备用。口服。每日服 2 次，每次 10g，温开水冲服。幼儿剂量酌减。

【功效主治】补益肾气、温暖下元。主治遗尿。

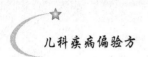

黄鱼鳔胶方

【组成】黄鱼鳔胶 20g，沙苑蒺藜 10g，五味子 1g。

【制法用法】先取牡蛎粉炒热，然后将切碎的鱼鳔胶放进牡蛎粉内拌炒，至变为圆珠样时取出，俟冷，与后二味药共研细末，和匀，炼蜜为丸，如黄豆大。阴干，贮瓶备用。口服。10 岁以下小儿每日服 7~10 丸；10 岁以上者每日服 15 丸。服时将丸用开水化开，每日早、晚空腹各服 1 次，7 日为 1 疗程。

【功效主治】固涩止遗。主治遗尿。

浮小麦黄荆子散

【组成】浮小麦、黄荆子（霜降后采集者佳）各 30g，白（红）糖适量。

【制法用法】将上二药晒干，炒至爆裂，共研为极细末（糖后加入），和匀，贮瓶备用。口服。每日服 2 次，每次 10g，连用 3 日。无效时，加大用量，必有效。

【功效主治】清热化湿。主治遗尿。

山药螵蛸方

【组成】怀山药 18g，桑螵蛸 12g，台乌药、益智仁、熟地黄各 9g，五味子 6g，甘草 3g。

【制法用法】上药共研细末，和匀，水泛为丸，如绿豆大，晒干，贮瓶备用。口服。每日服 3 次，每次 5g，温开水送服。儿童酌减。

【功效主治】补益肾气、固涩小便。主治遗尿。

三益散

【组成】益智仁 30g，三七 10g。

【制法用法】上药共研极细末，和匀，贮瓶备用。口服。每晚临睡前服 1 次。6~8 岁每次服 3g；9~12 岁每次服 5g，连服 10 天。见效再服 10 天，巩固疗效。

【功效主治】益气固摄。主治小儿遗尿（肺脾气虚型）。

麻黄散

【组成】麻黄 21g，五味子、菟丝子各 14g，益智仁 10.5g。

【制法用法】上药共研极细末，和匀，分作 7 包，收贮备用。口服。5~8 岁每次服半包；9~10 岁每次服 1 包；13 岁以上加倍。每晚睡前用温开水冲服。7 天为 1 疗程。

【功效主治】温肾化气、宣通气机、通调水道、固涩益精。主治小儿遗尿。

乌药散

【组成】乌药、益智仁、山药、五倍子各 30g。

【制法用法】上药共研极细末，和匀，贮瓶备用。口服。一日服 2 次，每次 10g，温开水冲服。小儿酌减。

【功效主治】健脾补肾、缩尿止遗。主治遗尿。

刺猬桑椹散

【组成】刺猬皮、桑椹各 30g，炒杜仲 15g。

【制法用法】将上药焙焦，共研成极细末，和匀，贮瓶备用。口服每日服 2 次，每次 5g，用温开水送服。7 日为 1 疗程。

【功效主治】补肾止遗。主治遗尿。

鸡肠散

【组成】糯米、黑豆各 30g，黑芝麻 20g，鸡肠（洗净）1 副。

【制法用法】将上药焙干，共研极细末，和匀，贮瓶备用。口服。每日服 2 次，每次 6g，用米汤送服。

【功效主治】扶正固肾。主治体弱遗尿。

芪金散

【组成】黄芪、牡蛎、鸡内金、炙甘草各 15g，炒桑螵蛸 6g。

【制法用法】上药共研极细末，和匀，贮瓶备用。口服。每次服 3~6g，每日服 1 次，临睡前用温开水冲服。

【功效主治】益气健脾、固涩止遗。主治遗尿。

智骨散

【组成】补骨脂（盐炒）、益智仁各 30g。

【制法用法】上药共研极细末，和匀，贮瓶备用。口服。每日早晨用米汤泡服 8g，6 次为 1 个疗程。

【功效主治】补肾固摄。主治小儿遗尿。

益智仁桑螵蛸丸

【组成】益智仁、桑螵蛸（炒）、金樱子、台乌药各等份。

【制法用法】上药共研细末，和匀，炼蜜为丸，如梧桐子大，阴干，贮瓶备用。口服。每日服 2 次，每次 6~9g，温开水送服。

【功效主治】缩尿止遗固涩。主治小儿遗尿。

桑螵蛸怀山药方

【组成】桑螵蛸 18g，怀山药 15g，菟丝子 12g，益智仁 9g。

【制法用法】上药共研细末，和匀，水泛为丸，如绿豆大，晒干，贮瓶备用。口服。每日服 2 次，每次 3~6g，温开水送服。

【功效主治】益肾固涩止遗。主治小儿遗尿。

金盆方

【组成】覆盆子、金樱子、山药、莲须各 9g，桑螵蛸、菟丝子各 6g。

【制法用法】上药共研细末，和匀，水泛为丸，如梧桐子大。晒干，贮瓶备用。口服。每日服 3 次，每次 6~9g，温开水送服或化服。7 天为 1 疗程。

【功效主治】益肾固摄。主治遗尿。

黄芪川芎散

【组成】黄芪 15g，炙川芎 10g，怀山药、菟丝子各 6g，金樱子、陈皮各 5g。

【制法用法】上药共研极细末，和匀，贮瓶备用。口服。小儿每次服 10g，每日服 3 次（早、中及临睡前各服 1 次）服时加适量蜂蜜，淡盐水送服。

【功效主治】健脾益肾、化瘀止遗。主治小儿遗尿。

覆盆子散

【组成】覆盆子 3g，补骨脂（盐水炒）、五味子、桑螵蛸、菟丝子各 1.8g, 益智仁 1.2g。

【制法用法】上药共研极细末, 和匀, 贮瓶备用。口服。每日服 2 次, 每次 3~6g, 早、晚空腹各 1 次。温开水冲服。连服 7~10 天为 1 疗程。

【功效主治】补肾、固涩、止遗。主治小儿遗尿。

仙芪丸

【组成】生牡蛎 9g, 节菖蒲、瞿麦、鹿角霜各 7.5g, 黄芪、仙茅、巴戟天各 6g。

【制法用法】上药共研细末, 和匀, 水泛为丸如梧桐子大, 晒干, 贮瓶备用。口服。每日服 2 次, 每次 6~9g, 温开水送服或化服。7 日为 1 疗程。

【功效主治】温肾、补脾、固摄。主治遗尿。

二香散

【组成】黄精、伏龙肝、木瓜、钩藤、紫草各 9g, 茴香 6g, 丁香 1.5g。

【制法用法】上药共研极细末, 和匀, 贮瓶备用。口服。每日服 2 次, 每次 6~9g, 温开水冲服。7 日为 1 疗程。

【功效主治】温补下元、调和气血、固涩缩尿。主治遗尿。

骨藁散

【组成】补骨脂、金樱子、防风、藁木、浮萍、石菖蒲各 10g, 甘草 5g。

【制法用法】上药共研极细末, 和匀, 贮瓶备用。口服。每日服 2 次, 每次 6~9g, 温开水冲服。7 日为 1 疗程。

【功效主治】温肾固摄、宣肺开窍。主治小儿遗尿。

萆薢散

【组成】萆薢（盐炒）25g，益智仁（盐炒）、朱砂各1.25g。

【制法用法】上药先研极细末，和匀，贮瓶备用。口服。每日服2次，每次5g，温开水冲服。

【功效主治】暖肾、涩尿。主治睡中遗尿。

益智仁山药乌药方

【组成】益智仁、山药、乌药各30g。

【制法用法】上药共研细末，和匀，水泛为丸，如梧桐子大。晒干，贮瓶备用。口服。每日服2次，每次6~9g，温开水送服。

【功效主治】补肾、缩小便。主治小便频数、遗尿等。

胡桃牡蛎膏

【组成】胡桃肉、生牡蛎各15g，炙黄芪、桑螵蛸、茯苓各12g，党参、益智仁、黑芝麻各10g，白术、五味子、升麻各6g。

【制法用法】上药除黑芝麻、胡桃肉外，余药加水煎煮3次，滤汁去渣合并滤液，加热浓缩为清膏，黑芝麻、胡桃肉研碎后，冲入清膏和匀，然后加蜂蜜30g，收膏即成。贮瓶备用。口服。每日服2次，每次10g，开水调服。

【功效主治】益气健脾、益肺固摄。主治小儿遗尿。

豆芪方

【组成】黄芪30g，黑豆15g，巴戟天9g，升麻6g，制马钱子0.9g。

【制法用法】上药加水煎煮 3 次，滤汁去渣，合并滤液加热浓缩成口服液，每毫升内含生药 2g。贮瓶备用。口服。每日服 3 次，每次服 10~15ml，7 日为 1 疗程。

【功效主治】补气固肾、温暖下元。主治小儿遗尿。

牡蛎党参方

【组成】生牡蛎 30g，党参、沙参、白术、生地黄、覆盆子、桑螵蛸、仙鹤草各 9g，当归、石菖蒲各 6g，远志 4.5g，五味子 3g。

【制法用法】先将生牡蛎加水煎煮 1 小时后，再入诸药加水煎煮 3 次，滤汁去渣，合并滤液，加热浓缩成口服液。每毫升内含生药 2g。贮瓶备用。口服。每日服 3 次，每次 10~20ml，7 天为 1 疗程。

【功效主治】健脾补血、养阴补肾、安神益智。主治小儿遗尿。

第二节　外用偏验方

丁桂散

【组成】丁香、肉桂各等份。

【制法用法】上药共研末，贮瓶备用。取药粉 10~20g，以黄酒（或白酒）调匀后敷于脐部（范围约 5cm×5cm），外以纱布，每日换药 1 次（临睡前敷药）。连用 5~7 天，如不再遗尿，需巩固治疗 3 天。

【功效主治】温肾止遗。主治小儿遗尿。

覆盆子散

【组成】覆盆子、金樱子、菟丝子、五味子、仙茅、山萸肉、补骨脂、桑螵蛸各60g，丁香、肉桂各30g。

【制法用法】上药共研细末，密封备用。用时取药粉，填满脐孔，滴上1或2滴酒精或白酒后，再贴上烘热的暖脐膏，再用薄层的棉花纱布覆盖好。每3天换药1次。

【功效主治】补肾缩尿。治小儿遗尿。

白术方

【组成】白术50g，甘草20g，白矾、五倍子各10g，硫黄粉50g。

【制法用法】先将白术、甘草水煎取浓汁，白矾、五倍子、硫黄粉共研细末，二者混合拌匀烘干研细末，备用。用时以药粉5g，用大蒜盐水调匀敷于肚脐上，外以纱布盖上、胶布固定，2~5天换药1次。

【功效主治】温补脾肾、收敛固涩。主治小儿遗尿。

生姜方

【组成】生姜30g，炮附子20g，补骨脂12g。

【制法用法】生姜捣烂，余药研细和匀，备用。用时取药粉5~10g敷于脐上，外以纱布盖上，胶布固定。每天换药1次，3次为1疗程。

【功效主治】温肾固涩。主治小儿遗尿。

五乌散

【组成】五倍子、何首乌各等份。

【制法用法】上药共研极细末，和匀，贮瓶备用。外用。用时每次取 6g，用食醋适量调匀成糊状，敷于肚脐上。上盖敷料、胶布固定。每晚 1 次，连用 3~5 天。

【功效主治】养血、固涩、止遗。主治小儿遗尿。

五倍子膏

【组成】五倍子、五味子、益智仁、桑螵蛸、吴茱萸各 30g，石菖蒲 10g。

【制法用法】上药共研细末，和匀，用米醋适量调和为稀糊状备用。外用。用时取药膏 20~30g，外敷于双手心劳宫穴和肚脐上，外加包扎固定。每日换药 1 次，10 次为 1 疗程。

【功效主治】温肾缩尿、收敛止遗。主治小儿遗尿。

白术硫黄膏

【组成】白术、硫黄粉各 50g，甘草 20g，白矾、五倍子各 10g。

【制法用法】先将前二味药水煎取浓汁，后三味药共研细末，二者混合均匀烘干，共研细末，贮瓶备用。外用。用时取药粉 5g，用大蒜盐水调匀，敷于肚脐上外以纱布盖上，胶布固定。2~5 天换药 1 次。

【功效主治】温补脾肾、收敛固涩。主治小儿遗尿。

四子散

【组成】覆盆子、金樱子、菟丝子、五味子、仙茅、山茱萸肉、补骨脂、桑螵蛸各 60g，丁香、肉桂各 30g。

【制法用法】上药共研细末，和匀，贮瓶备用，勿令泄气。外用。用时取药粉 1g，填满脐窝，滴上 1 滴或 2 滴乙醇或白酒后，再贴上烘热的暖脐膏，再用薄层的棉花或一层纱布覆盖好。每3天换药1次。可同时口服此药粉，每日早、晚各服1次。3~10岁每次服3~5g；10岁以上每次服5~6g。用白糖水送服。

【功效主治】补肾缩尿。主治小儿遗尿。

小贴士

小儿遗尿的诊断方法

1. 患儿和家庭的评估

在评估的过程中，取得患儿和家庭的信任，这是遗尿症治疗的一个前提。

2. 病史

病史中还要包括家族史及以往治疗的情况。父母或近亲是否有遗尿史，应当详细地采集病史，包括遗尿开始发生的时间，发生的频度，是白天遗尿还是夜间遗尿，是原发性的还是继发性的以及尿量的多少。如是夜间遗尿，每晚遗尿的次数等。家长带患儿就诊的理由及何时开始就诊等。在睡眠方面，要了解患儿在睡眠中是否易被唤醒。其他如食物过敏与遗尿的关系也需要考虑。

3. 体格检查

大多数遗尿症儿童在体格检查中无异常发现。体格检查的重点是腹部的触诊、生殖器的检查，以及神经系统的检查，另外应观察脊柱下端外观有无小凹陷及皮肤异常。如病史中有排尿时的异常，还需观察儿童排尿情况。

4. 诊断标准

根据 ICD-10 精神与行为障碍分类诊断依据为：

（1）儿童年龄与智龄至少 5 岁。

（2）不自主地或有意尿床或尿湿裤子，7 岁以下每月至少 2 次，7 岁以上每月至少 1 次。

（3）不是癫痫发作或神经系统疾病所致的遗尿，也不是泌尿道结构异常或任何其他非精神科疾病的直接后果。

（4）不存在符合 ICD-10 类别标准的任何其他精神障碍的证据，如精神发育迟滞、焦虑症、抑郁症等。

（5）病程至少 3 个月。

小儿遗尿后期有可能会产生后遗症，而后遗症会伴随孩子一生，可见诊断检查小儿遗尿，及早治疗是非常重要的。

第十章　小儿疝气

小儿疝气又名幼儿疝气，幼儿疝气是小儿外科常见疾病之一，主要临床表现为幼儿出生后不久，在腹股沟部位有可复性肿块，多数在2~3个月时出现，也有迟至1~2岁才发生。

小儿疝气常见的有腹股沟斜疝、脐疝、股疝等多种病症。现在临床上多泛指体腔内容物向外突出的一种病症。

中医认为本病为先天不足，后天失常，复受外邪乘虚侵袭所致，与肝有关。

第一节　内服偏验方

山楂川楝方

【组成】山楂肉（醋浸炒黑）30g，川楝肉（酒煨）、怀香（盐水炒）、炒枳实、苍术（米泔水浸，炒）、醋香附、山栀（姜汁炒黑）、青皮（醋炒）各15g，吴茱萸9g。

【制法用法】上药共研极细末，和匀，贮瓶备用。一日服2次，每次（小儿酌减）6g，加生姜2片，水煎服。

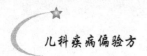

【功效主治】消食散寒、理气止痛。主治疝气。

凤凰散

【组成】凤凰衣、丝瓜络（原作丝瓜）、橘核各 12g。

【制法用法】上药共研极细末，和匀，贮瓶备用。口服。每次服 9g，日服 2 次，用小茴香煎汤加酒送下。

【功效主治】理气活血、散结止痛。主治疝气偏坠。

元胡散

【组成】元胡、金铃子各 9g，广木香 6g。

【制法用法】散剂。上药共研极细末，和匀，贮瓶备用。口服。1~2 岁小儿每日服 1.5g，分 2 次黄酒送下。视年龄大小增加。

【功效主治】理气止痛。主治小儿疝气。

蜘蛛散

【组成】大蜘蛛（去头足）14 只，肉桂 15g。

【制法用法】上药共研极细末，和匀，贮瓶备用。口服。每日服 2 次。每次 3g，小儿酌减，温酒送服。

【功效主治】温经散寒、通络止痛。主治腹股沟斜疝。

胡芦巴方

【组成】川楝子 5.6g，胡芦巴 5g，小茴香 3.6g，吴茱萸 3g，川乌、巴戟天各 1.8g。

【制法用法】药共研细末，和匀，酒煮面糊为小丸，每 20 丸重约 1g。贮瓶备用。口服。每日服 2 次，每次 9g，饭前淡盐汤或温开水送服。小儿酌减。

【功效主治】温肾散寒、理气消疝。主治小肠疝气、睾丸坚硬、阴囊肿胀。

青木香方

【组成】青木香 10g，槟榔、川楝子、吴茱萸、炮川乌、小茴香、乌药、桔梗、木通、降香、丁香各 3g，食盐少许。

【制法用法】上药共研极细末，和匀，贮瓶备用。口服。每日服 3 次，每次 6~10g，以酒、水各半，葱白 1 个煎汤送服。

【功效主治】疏肝解郁、通阳散寒、理气活络、清热渗湿。主治疝气。

第二节　外用偏验方

吴茱萸方

【组成】小茴香、母丁香、川楝子、吴茱萸各 10g，硫黄 5g，苏叶 5g。

【制法用法】药膏。上药共研极细末，和匀，用陈醋适量调和成稀糊状。贮罐备用。外用。用时取此膏 20g，外敷于双手心（劳宫穴）和肚脐上，外以纱布包扎固定。每日换药 1 次，5 次为 1 疗程。

【功效主治】散寒、理气、止痛。主治小儿疝气。

花胡椒膏

【组成】山豆根 30g，胡椒 15g，水青苔 1 把，侧柏叶适量。

【制法用法】药膏。将山豆根，胡椒共研细末，水青苔、侧柏叶捣烂，与药末混合一起，备用。外用。贴于患处，此药只能贴4~6小时，到时即去掉。不然过时会产生副作用。

【功效主治】解毒消肿。主治疝气。

上安桂麝香散

【组成】上安桂3g，麝香1.5g。

【制法用法】上药分研细末，混合均匀。贮瓶备用，勿令泄气。外用。每取此散少许置放脐上，用金不换膏或暖脐膏贴上即可。

【功效主治】温经散寒、活血行气。主治回缩性睾丸。

三核川回散

【组成】小茴香、川楝子、橘核、荔枝核、黄皮果核、吴茱萸各等份，米醋、面粉适量。

【制法用法】散剂。上药共研细末，和匀，贮瓶备用。外用。用时每取本散适量，加面粉少许拌匀，以米醋调和成软膏状，外敷于肚脐。上盖纱布，胶布固定。每天换药1次，贴至痊愈为止。

【功效主治】温经散寒、理气止痛。主治小儿疝气。

吴茱萸苍术散

【组成】吴茱萸、苍术各12g，丁香3g，白胡椒12粒。

【制法用法】上药用文火焙干，共研极细末，和匀，贮瓶备用。外用。用时取此散3~4g以麻油调和成糊状，敷于脐疝上，覆盖敷料，绷带固定。每日或隔日换药1次。若局部药物过敏者，可间1~2日再敷直至痊愈为止。

【**功效主治**】温经散寒、理气止痛、燥湿。主治脐疝。

小贴士

小儿疝气的预防

（1）由于疝气可在婴儿期发生，故应在该时期经常注意观察孩子的腹股沟部或阴囊处，是否有肿块，或是否存在时隐时现的块物，遇有疑问及时请教医生。

（2）虽然患疝气的较多为男孩，但女孩也会发生疝气。对女孩的疝气更要提高警惕，因为常有卵巢、输卵管进入疝囊。

（3）婴儿期不要将孩子的腹部裹得太紧，以免加重腹内压力。不要让孩子过早的站立，以免肠管下坠形成腹股沟疝。

（4）吃易消化和含纤维素多的食品，以保持大便通畅。孩子大便干燥时，应采取通便措施，不要让孩子用力解大便。

（5）不要让孩子大声咳嗽，患咳嗽的小儿要在医生指导下适当吃些止咳药。避免孩子大声啼哭，防止腹压升高。

第十一章 小儿脱肛

小儿脱肛是指发生于小儿的以直肠黏膜或直肠全层脱出于肛门之外为主要表现的病症。小儿较成人多见，1~3岁小儿尤甚。

小儿脱肛初始仅在用劲排便时出现，便后可以自动缩回。后来可能要用手帮助送回去，不大便时（如哭闹时）也可出现。如长时间不将它送回，可发生水肿、渗血、溃疡而引起坠胀、疼痛、里急后重，流脓血黏液。造成小儿脱肛的既有先天因素，也有后天因素。

先天因素：与小儿直肠的解剖特点有关，即小儿的先天性因素是盆腔组织结构发育未完善，支持直肠的周围组织相通薄弱、固定不牢。

后天因素：腹腔内的压力长期处于增高状态，如用力排便、剧烈咳嗽、呕吐、频繁腹泻；排便习惯不良，坐便盆时间过长等，都可以促使直肠脱重。

中医认为本病多因小儿禀赋不足，脏腑娇嫩，气血未充，骶曲未长成，加之肾气不固或脾虚中气下陷；或便秘努挣；或久泻久痢，脾胃虚寒，中气下陷，久咳肺伤，津少肠干等，均可诱发脱肛。肺与大肠相表里，故脱肛与肺和肠道疾病有关。

第一节　内服偏验方

缩砂散

【组成】缩砂仁、黄连、木贼各等份。

【制法用法】散剂。上药共研极细末，和匀，贮瓶备用。口服。日服1~2次，每次6g，空腹时米饮调下。

【功效主治】清热、燥湿、固脱。主治脱肛。

黄芪党参散

【组成】黄芪、党参、白术、甘草、当归、升麻、陈皮、柴胡、麦门冬、五味子各适量。

【制法用法】上药共研极细末，和匀，贮瓶备用。口服。每日服2~3次，每次服（约10g）1包，温开水冲服。

【功效主治】益气养阴、升提固脱。主治脱肛。

使君子方

【组成】使君子仁（去壳）适量。

【制法用法】上药捣烂后，加入适量饴糖，和匀，制成丸药，每丸重3g。分装备用。口服。每天服一次，每次1丸，猪肉汤送下。

【功效主治】健脾固脱。主治脱肛。

参芦散

【组成】人参节头20枚。

【制法用法】上药用文火焙干研细末，分成 30 包，密储备用。口服。每日早、晚空腹米汤调服 1 包，7 天为 1 疗程。

【功效主治】升提固脱。主治脱肛。

脂禹饮

【组成】黄芪 30g，赤石脂、禹余粮各 15g，菟丝子、炒白术各 9g，补骨脂 6g，炙甘草、升麻、炮干姜各 4.5g。

【制法用法】上药加水煎煮 3 次，滤汁去渣，合并滤液，加热浓缩成口服液。每毫升内含生药 2g。贮瓶备用。口服。每日服 2 次，每次服 20ml，10 天为 1 疗程。

【功效主治】益肾健脾、升提固脱。主治脱肛，或并发痔疮。

党参方

【组成】党参 15g，炙甘草、广陈皮各 4.5g，川芎、绿升麻、酸乌梅、五味子各 3g。

【制法用法】饼剂。上药共研细粉，和匀，加米粉（或面粉）120g，赤砂糖 30g，搅拌均匀，加水和匀，做成 12 个药饼，蒸熟，备用。口服。每次服 3 次，每次服 1 个，嚼服。4 天为 1 疗程。

【功效主治】益气活血、升提固脱。主治小儿脱肛。

第二节　外用偏验方

五白方

【组成】五倍子、煅牡蛎、煅龙骨各 12g，枳实、云南白药各 3g。

【制法用法】先将前4味药共研极细末，与云南白药混合均匀，贮瓶备用。外用。先以3%温盐水坐浴，再外涂石蜡油，后将本散均匀薄层撒其黏膜面，手法复位后休息1小时。一般用3~5次。

【功效主治】收敛、止痛、止血。主治小儿脱肛。

蜗牛方

【组成】蜗牛（去外壳、焙干）100个，煅龙骨10g，冰片3g。

【制法用法】上药共研极细末，和匀，贮瓶备用。外用。用时取本散10g，先将药末均匀撒在消毒纱布上，再用右手托带药纱布，对准肛门脱出肿块，缓慢而有力将肿块推入肛门，待肿块复位后适当休息。每日1次。

【功效主治】清热解毒、消炎固脱。主治小儿脱肛。

蜗牛膏

【组成】蜗牛粉15g，煅龙骨粉、黄连粉各6g，五倍子粉3g。

【制法用法】将上药粉混合均匀，用凡士林（或麻油）30g调和成软膏状，贮罐备用。外用。用时先将脱出之直肠用盐开水或1/1000高锰酸钾溶液熏洗，先熏后洗，后用药棉将局部擦干，再把药膏涂于脱出的直肠周围，约停15分钟，压进直肠，用纱布盖好，贴上胶布，再用绷布作丁字形固定。每日1次。

【功效主治】消炎、收敛、固脱。主治脱肛。

龙骨膏

【组成】煅龙骨40g，蝉蜕20g，白僵蚕、炒五倍子各15g，冰片3g，甘草10g。

【制法用法】上药共研极细末，和匀，用凡士林 160g 调和成软膏状，贮罐备用。外用。先将患处用淡盐水洗净后，涂以本药膏，再将脱出直肠缓缓上托，压进肛门内，外盖消毒敷料，胶布固定，用丁字带固定。每日换药 1 次。5 次为 1 疗程。

【功效主治】祛风消炎、收敛固脱。主治脱肛。

梅冰散

【组成】乌梅 5 个，冰片 0.2g。

【制法用法】散剂。乌梅先用文火焙干（注意不要烧成焦炭）研成细末，与冰片同研和匀。贮瓶备用，勿令泄气。外用。用时取此散适量，用香油调和成糊状，涂于脱出的肛门周围，肛门即可缩回。每次大便后涂药 1 次，直至大便后直肠不脱出肛门为止。

【功效主治】消炎固涩止脱。主治小儿脱肛。

田螺散

【组成】煅田螺、煅橄榄各 30g，冰片 1.5g。

【制法用法】散剂。上药共研极细末，和匀。贮瓶备用，勿令泄气。外用。取药末适量，以油调匀外涂患处。

【功效主治】消痔、退肿、止痛。主治内痔脱出、脱肛等。

木鳖子散

【组成】木鳖子适量。

【制法用法】散剂。将上药研为细末，过 120 目筛，贮瓶备用。外用。用时先用升麻 30g，枳壳 30g，乌梅、五倍子各 20g，甘草 15g。水煎，洗患处。待干后再用本散调成糊状，涂于患处，送入肛门复位，然后令患者侧卧半小时即可。每日大便后用药 1 次。

【功效主治】复位固脱。主治小儿脱肛。

鳖五方

【组成】鳖头灰、五倍子末、伏龙肝、生矾末、赤石脂、诃子肉各 15g。

【制法用法】上药共研极细末，和匀，贮瓶备用。外用。先用葱白汤洗净患处，再取此散适量掺于肠头上，频频换之，以愈为度。

【功效主治】收敛固脱。主治痢后脱肛。

鳖枯散

【组成】鳖头（煅）1 个，枯矾、五倍子（煅）各 0.9g。

【制法用法】散剂。上药共研极细末，和匀，贮瓶备用。外用。先用温水将患处洗净后，取此散掺于患处，便后用药 1 次。

【功效主治】收敛缩肛固脱。主治脱肛。

芪参麻胡散

【组成】生黄芪 30g，党参 15g，升麻 9g，柴胡 6g。

【制法用法】上药共研极细末，和匀，贮瓶备用。外用。每取本散 5~10g，用食醋调敷肚脐上，或用本散适量撒于脐中，外以纱布覆盖，胶布固定。每日换药 1 次。脱肛严重者可加用本散煎服。日服 2 次，每日 1 剂。

【功效主治】益气、升陷、止脱。主治脱肛。

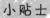 小贴士

治疗小儿脱肛的简便方法

（1）对营养不良，身体虚弱引起的脱肛要给以充足的营养食物，如鸡蛋、虾蟹、海鱼、瘦肉、豆类、米面、蔬菜、水果等，以增加营养，增强肛周肌肉收缩力，使脱肛好转。

（2）对于便秘、腹泻或咳嗽引起的脱肛，把这些病治好了，脱肛亦可好转。

（3）小儿脱肛可用手按揉复位，遇有肛门周围肿痛时，可用热水坐浴，加速局部血液循环，促使脱肛复原。

（4）中药治疗，可用五倍子研成细末，铺在纸上卷成筒状，放在便盆内点燃，让小儿坐上使气熏入肛门，肛门可自行收回。也可用五倍子煎汤熏洗。最后取白矾末搽在肛门上，可预防脱肛复发。

第十二章　小儿常见皮肤病

小儿常见病包括湿疹、麻疹、痱子、脂溢性皮炎、尿布皮炎等，多因小儿皮肤比较敏感，新陈代谢旺盛，汗液分泌旺盛，若汗液排泄受阻，易停于皮肤感受外邪而产生各类皮肤疾病。小儿皮肤病多遵循新病多实，久病多虚之旨，进行辨证，主要为以下四型：

1. 热毒

发病急，病程短，局部皮损初起，皮肤焮红潮热，轻度肿胀，继而粟疹成片或水疱密集，渗液流津，瘙痒难忍，抓破后有痛感，伴身热口渴，大便秘结，小便短赤。舌质红，舌苔黄腻，脉弦数。

2. 湿热

起病较缓，局部皮损多为丘疹，丘疱疹及小水疱，皮肤轻度潮红，瘙痒不休，抓破后糜烂渗出液较多，伴有身倦微热，纳呆乏味，大便不干或溏，小便短涩。舌质淡红，苔白腻或淡黄腻，脉濡数。

3. 血虚

病情迁延反复，瘙痒无度，皮肤干燥脱屑，粗糙发裂，局部糜烂流少量黄水，皮损多呈对称性分布，皮损处有结血痂、鳞屑，大便秘结，小便黄少。舌质偏红，苔净，脉细数。

4.湿阻

病程日久，缠绵不已，皮肤粗糙肥厚，伴明显瘙痒，局部皮损处搔痕、糜烂，抓后津水淋漓，渗液浸淫，皮疹色暗，泛发全身或局部，身重乏力，胸闷纳呆，大便溏薄，小便清长。舌质淡胖，舌苔白腻，脉濡缓。

第一节　内服偏验方

荸荠花液

【组成】荸荠、绣球花叶适量。

【制法用法】两味共绞汁或水煎服。每日服2~3次。7个月~1岁，每次荸荠3~5粒，绣球花叶3~5叶；1~2岁，用7粒，7叶；2~4岁，用9粒，9叶；4岁以上用11粒，11叶。

【功效主治】清肺热、泻毒火。用于预防麻疹并发支气管炎、肺炎。

鲜大桉叶

【组成】鲜大桉叶30g。

【制法用法】将上药洗净阴干，加水150ml，煎至药液75ml，过滤澄清即可。外敷时，将患部洗净后，以药棉蘸药液，湿敷患处。每日3~4次。内服：每日服药液2~3次，每次1茶匙。

【功效主治】清热解毒。适用于治小儿黄水疮。

三黄液

【组成】葛根、川黄连、黄芩、川黄柏、茯苓、连翘各 6g，生甘草 5g。

【制法用法】将上药水煎 3 次后得药液 200ml。其中 100ml 分 4 次口服，另 100ml 分 2~3 次外涂患处。每日 1 剂。

【功效主治】燥湿解毒。适用于治尿布疹。

苦参黄柏汤

【组成】苦参、川黄连、黄芩、川黄柏各 6g，泽泻、山栀子、丹皮、甘草各 5g。

【制法用法】将上药水煎。头次液分早、晚 2 次口服，第 2 次煎药汁每天外洗患部 2~3 次。

【功效主治】清热解毒。适用于治小儿黄水疮。

大白菜方

【组成】新鲜白菜、卷心菜、胡萝卜各适量，蜂蜜、盐少许。

【制用方法】①将上述菜洗净切碎倒入煮开的水中，15 分钟即熟，取出捣成泥加盐食用。②将菜洗净切碎，按两碗菜一碗水的比例，先煮开水后加菜，煮 5 分钟即可食用。饮汤时可加适量蜂蜜。

【功效主治】祛湿，止痒，用治婴儿湿疹。

芝麻秆糯米粥

【组成】芝麻秆 12 根，糯米 200g。

【制法用法】将芝麻秆根切碎，入砂锅内，加水 2000ml，煎至剩一半用纱布过滤，取其清汁煮糯米粥。分 2 次服完。

【功效主治】散风热。主治荨麻疹。

第二节 外用偏验方

小米汤

【方剂】小米 50g。

【制法用法】将小米加水 1000ml 左右。同放入锅内用文火煮至小米开花（熬烂）即可。取上层清汤备用（待温，以不烫皮肤为宜）。用时，取消毒棉球蘸米汤涂患处，涂后局部撒一层滑石粉即可。每日 3~4 次，以愈为度。

【功效主治】适用治尿布疹。

金银花散

【组成】青黛 20g，滑石 100g，金银花 50g，川黄连 30g，生甘草 15g。

【制法用法】将上药共研为极细末，瓶内备用。先将患处常规消毒后，再用上药末撒于患处。每日 2~3 次。3 天为 1 个疗程。

【功效主治】燥湿解毒。适用于治尿布疹。

滑黛粉

【组成】滑石、青黛。

【制法用法】上药按 5∶1 比例配制。共研细末，和匀，贮瓶备用。外用。将小儿臀部（患部）用热水洗净拭干，取滑黛粉外扑臀部，每换尿布时扑粉 1 次，对脓疱渗液者，以黄连 6g 煎水外洗（切勿用肥皂水洗臀部，以免刺激皮肤）。

【功效主治】清热祛湿。主治小儿尿布皮炎。

银滑散

【组成】滑石 100g，金银花 50g，川黄连 30g，青黛 20g，生甘草 15g。

【制法用法】上药共研极细末，和匀，贮瓶备用。外用。用时，先将患处常规消毒后，再用上药末撒于患处。每日 2~3 次。3 天为 1 疗程。

【功效主治】清热燥湿、解毒消疹。主治婴幼儿尿布皮疹。

红臀油膏

【组成】青黛、马齿苋、儿茶、黄柏各 10g，冰片 3g，五倍子 5g，凡士林 15g。

【制法用法】上药除凡士林处，分别各研细取净粉（过 90 目筛），混匀，分次加入凡士林调匀成软膏状，备用。外用。用时患部先常规消毒后，取药膏外涂患处，日涂 2~3 次。

【功效主治】除湿润肤。主治尿布疹。

青黄散

【组成】滑石 20g，黄柏 12g，青黛 9g，冰片 0.5g。

【制法用法】上药共研极细末，和匀，贮瓶备用。外用。用时先将患部常规消毒后，再取药粉撒布患部，日 2~3 次。

【功效主治】清热、除湿、润肤。主治小儿尿布疹。

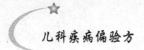

石粉方

【组成】滑石粉 50g，甘石粉 25g，黄柏 10g，冰片、薄荷冰各 5g。

【制法用法】上药共研为极细末，和匀，贮瓶备用。外用。直接扑撒患处。

【功效主治】清热敛汗、解毒止痒。主治痱子、尿布皮炎。

黄石粉方

【组成】大黄粉、滑石粉各等份。

【制法用法】散剂。将上药研匀，装入纱布袋备用。外用。将局部洗浴擦干，取药撒涂布于患处。每日 2~3 次，连用 2~3 天。

【功效主治】清热、解毒、除湿。主治小儿尿布皮炎。

黄石散

【组成】黄连 10g，冰片 5g，炉甘石 5g，密陀僧 5g。

【制法用法】散剂。上药共研极细末，和匀。贮瓶备用，勿令泄气。外用。先将局部常规洗浴后擦干，再将本散少许撒布患处，每日 2~3 次，连用 2~3 天即可。

【功效主治】清热解毒、收敛除湿。主治尿布皮炎。

地肤子液

【组成】地肤子、蛇床子各 15g，枯矾 9g。

【制法用法】将上药水煎成浓缩液。每天 1 剂，分 2 次搽洗患处。

【功效主治】燥湿活血。治小儿湿疹。

鲜皮苦柏汁

【组成】白鲜皮、孩儿茶、五倍子、乌梅、苦楝皮各 30g，苦参、黄柏、紫草茸各 9g，枯矾 6g。

【制法用法】将上药加水 3 碗，文火煎成浓缩汁。外洗，每日 1 剂，每剂洗 2~3 次。

【功效主治】清热燥湿。治小儿湿疹。

千里光散

【组成】千里光 15g，七叶一枝花 12g，金丝桃、地柏枝、冬青树叶各 9g。

【制法用法】将上药共研为极细末，备用。直接撒于患处。每日换药 1 次。黄水已干，可用三磺软膏调药粉外搽。

【功效主治】除湿解毒。主治小儿湿疹。

二黄膏

【组成】川黄连、硫黄、大枫子仁、青黛各 10g，生杏仁 5g，樟脑 3g。

【制法用法】将上药共研为极细末，加入蜂蜜汁适量搅拌均匀，装瓶备用。用时涂抹患处，每日 3~4 次，以皮损痊愈为止。

【功效主治】清热除湿。主治小儿湿疹。

丹参汤

【组成】丹参、茵陈、败酱草各 30g，苦参 25g，黄柏、通草各 15g。

【制法用法】将上药水煎 3 次后合并药液（约 200ml）。取其中 100ml 分 3 次口服，余液外洗患部，每日 2~3 次，每日 1 剂。

【功效主治】除湿解毒。主治小儿湿疹。

苍柏汁

【组成】苍耳子、蛇床子、地肤子、苍术、白鲜皮、生大黄、黄、知母、蒲公英、苦参、野菊花、百部、生甘草各 100g。

【制法用法】水煎。外洗患处，每日 3 次。

【功效主治】除湿解毒。主治小儿湿疹。

猪胆水

【方剂】猪胆 1 个。

【制法用法】将猪胆汁倒在盛有半盆温水的盆中，搅拌均匀。洗头（或洗患处），把油纸状鳞屑清除干净，再用清水清洗 1 次，每天 1 次。

【功效主治】通透肌肤。适用于小儿脂溢性皮炎。

大黄黄连散

【组成】生大黄、川黄连各 100g，白鲜皮 60 克，冰片 30g，食醋 500ml。

【制法用法】将生大黄、川黄连、白鲜皮共研为极细末，再加入冰片、食醋内，密封浸泡 10 天，待变成深棕色后即可应用。每次用上药液涂搽患处，每日 3~4 次。

【功效主治】清热凉血。适用于小儿脂溢性皮炎。

龙胆蛇参液

【组成】龙胆草、半枝莲、白花蛇舌草各 50g，苦参、土茯苓、白鲜皮、生大黄、硫黄各 30g，地肤子 20g。

【制法用法】将上药水煎 800ml。外洗患处，1 剂药可用 2 天。每日外洗 2~3 次。

【功效主治】通透肌肤。适用于小儿脂溢性皮炎。

败酱草薄荷方

【组成】败酱草、生大黄、苦参各 20g，川黄连、薄荷、雄黄各 10g。

【制法用法】将上药浸于 75% 酒精 350ml 中，浸泡 1 周后弃渣留液，密闭备用。取消毒棉蘸药汁涂搽患处，每日 3~4 次。

【功效主治】清热解毒、消痈排脓。适用于小儿痱子。

地龙茶叶方

【组成】鲜地龙 50g，鲜茶叶 20g，冰片 5g，75% 乙醇 300ml。

【制法用法】先将鲜地龙用清水洗干净后置于乙醇中，再加入其他二药。浸泡 1 周后，过滤装瓶备用。将少许药液倒入洗净的手心搽患处，或用消毒棉签沾药汁搽患处均可。每日 2~3 次。

【功效主治】活血行瘀。适用于小儿痱子。

苦参大黄液

【组成】蒲公英、苦参各 30g，生大黄、金银花各 25g，川黄柏、百部各 20g，防风 15g，花椒 12g。

【制法用法】将上药水煎 3 次后合并药液。分 3~5 次外洗患处。每日 1 剂。患处若有黏稠渗出液或结痂时，宜先用温热淡盐水清洗之后再用本方。

【功效主治】清热解毒。适用于治小儿黄水疮。

小贴士

病毒性传染病的预防措施

由于病毒性传染病，没有特效的治疗手段，因此预防措施非常重要。主要预防措施包括以下。

（1）保持良好的个人及环境卫生。勤洗手，使用肥皂或洗手液并用流动水洗手，不用污浊的毛巾擦手。双手接触呼吸道分泌物后（如打喷嚏后）应立即洗手。打喷嚏或咳嗽时应用手帕或纸巾掩住口鼻，避免飞沫污染他人。流感患者在家或外出时佩戴口罩，以免传染他人。

（2）均衡饮食、适量运动、充足休息，避免过度疲劳。

（3）每天开窗通风数次（冬天要避免穿堂风），保持室内空气新鲜。

（4）在流感高发期，尽量不到人多拥挤、空气污浊的场所；不得已必须去时，最好戴口罩。

（5）接种流感疫苗是目前为止预防流感行之有效的方法。在流感疫苗和流行病毒株匹配的情况下，流感疫苗的保护效果为70%～90%，即便是再次得了流感，接种过流感疫苗的人比没有接种疫苗的人症状轻，病程短，尤其是因流感导致严重并发症的可能性会大大降低。

第十三章　小儿腹泻、痢疾

小儿腹泻是小儿常见疾病之一。夏秋两季发病率较高，是由肠道病毒、细菌、肠道外感染等引起。而饮食物的质量、喂养方法、气候环境、卫生条件及生活规律等往往与腹泻的发生有密切关系。

小儿痢疾是小儿常见的肠道传染病。是由痢疾杆菌引起的以发热、腹痛、里急后重及黏液脓血便为主要症状的疾病。

1. 湿热型

起病急，畏寒发热，腹痛腹泻，里急后重，便次增多，一天十数次至数十次。大便初呈水样，继则便血混杂，后则尽为脓血；量少黏稠，肛门灼热不适，常伴有恶心、呕吐、口渴，小便短赤。舌苔微黄或黄而微腻，脉弦。

2. 疫毒型

发热急促，可在腹痛、腹泻尚未出现前即有高热，头痛烦躁口渴，甚则神志不清，反复痉厥，也可为血水或脓血。舌质红绛，舌苔多黄燥。

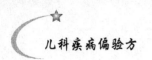

第一节 内服偏验方

党参茯苓方

【组成】党参、茯苓、炒扁豆、怀山药、薏苡仁、莲子肉（去心）、芡实各 30g。

【制法用法】上药共研极细末，和匀，贮瓶备用。口服。根据患儿年龄大小，分成 7~15 份。每天 1 份，加大米同煮成粥，调入少许食盐，当成正餐。或加面粉煮成糊状，配食糖适量代早餐用均可。

【功效主治】益气健脾、利湿止泻。主治小儿慢性泄泻。

地白方

【组成】地榆、白及各 30g。

【制法用法】将上药加水 500ml，浓煎至 200ml。每天早、晚各服 1 次，每次 50ml，服用时可少许食糖，一般可连服 2~4 次。

【功效主治】温脾、消炎。主治腹泻。

秦皮方

【组成】秦皮、仙鹤草、地榆、三棵针、老鹳草各 15g，木香 6g。

【制法用法】以上药为 1 剂量。每剂浓煎成 30ml。每次服 10~15ml，每日 3 次。

【功效主治】清热燥湿。适用于治小儿细菌性痢疾。

白头翁方

【组成】白头翁、败酱草、秦皮、川黄连各 6g，赤芍 5g，生甘草 4g。

【制法用法】将上药共研为极细末，装瓶密闭备用。每次口服 2g，以红糖水送服。

【功效主治】清热燥湿。适用于治小儿细菌性痢疾。

第二节　外用偏验方

茴香肉桂方

【组成】小茴香、肉桂、丁香、五倍子、苍术、木香各等份。

【制法用法】上药共研细末，备用。取少量药末，用温水调和敷脐，每天 1 次，敷药期间停其他药物，少数有脱水者给予口服补液盐溶液。

【功效主治】温经补阳。主治婴幼儿腹泻。

椒香方

【组成】白胡椒 2 份，肉桂、丁香各 1 份，藿香 1 份半。

【制法用法】研成细末，混匀装瓶密封备用。每次 1~3g，用温开水调成糊状，薄布包好，于脐部放消毒纱布一块，然后将药放上，后用胶布固定。每天 1 次，第 2 天（即 24 小时）换药。湿热型泄泻忌用。

【功效主治】健脾助阳。主治小儿泄泻。

车桂粉

【组成】肉桂 2g，车前子、丁香各 1g。

【制法用法】上药各研细末、和匀、备用。用时取 2g 置脐中，然后以加热之纸膏药盖贴于上。每隔 2 天换药 1 次。

【功效主治】温中止泻。主治小儿腹泻。

丁桂散

【组成】丁香、木香各 5~10g，肉桂 4~6g。

【制法用法】将上药研细末置纱布袋内。用绷带缚小儿脐上一夜，一般 1~3 次即可见效。

【功效主治】温脾助阳，主治腹泻。

三香肉桂散

【组成】川椒、广木香、小茴香、吴茱萸、肉桂、公丁香、淡干姜各等份。

【制法用法】将上药共研为极细末，装入瓶内勿令泄气。每用 3g，盛于纱布袋内，覆盖于神阙穴上，外以绷带固定，24 小时取下。

【功效主治】温中理气。主治腹泻。

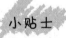

小贴士

小儿腹泻的注意事项

1. 水分充足

虽然腹泻一般来说不会太严重，但如果出现脱水就很麻烦了，所以首当其冲的一件事就是要补充足够的水分，通过奶瓶喂养补足缺失的水分，还可以配给一些盐水，或者加盐的米汤。

2. 禁止乱吃

不要给婴幼儿乱喝含糖饮料，也要减少奶量，这些都会导致腹泻症状恶化。同时，在没有医嘱的情况下，不能随便给婴幼儿吃止泻药。

3. 选择喂补

一些食物中含有合成碳水化合物，例如米饭，小麦，土豆，面包，麦片，精肉，酸奶，水果和蔬菜，都可以安全食用。如果婴幼儿没有食欲，也不要着急，只要保持水分充足，一两天胃口就会好起来了。孩子反复不好，还是和喂养有很大的关系。

4. 精心护理

婴幼儿腹泻过程中会感到不适，要尽可能地抱他，安慰他。孩子便后，最好用水冲洗，不要用纸，容易损伤肛周皮肤黏膜。

5. 喂养不当

喂养不当是1岁以下孩子腹泻最常见的原因之一，减少奶量和次数，可减轻症状。

6. 勤洗手

如果是细菌性腹泻，经常洗手是最好的防护措施，因为引起腹泻的微生物很容易由手进行传染。所以每次换完尿布或者上完厕所之后，都要用肥皂彻底清洗。

第十四章　小儿佝偻病

小儿佝偻病又称软骨病，在婴儿期较为常见，是由于体内维生素 D 不足引起的全身性钙、磷代谢失常，以致正在生长的骨骺端软骨板不能正常钙化而致骨骼病变的慢性营养性疾病。主要见于 2 岁以内婴幼儿。

小儿佝偻病属中医"五迟五软""龟胸龟背"范畴。多因先天不足，后天失养，脾肾亏损所致。

1. 脾虚气弱

皮肤苍白；多汗发稀，枕后发秃，肌肉松软，腹部膨大，纳食减少，大便时溏，烦躁不安，夜寐不宁，舌质淡，苔薄白，脉濡细。

2. 脾虚肝旺

面黄少华，发稀枕秃，夜间盗汗，纳呆食少，囟门迟闭，夜啼不宁，易惊多惕，甚至出现无热抽搐，舌质淡，苔薄白，脉细弦。

3. 脾肾虚亏

面黄多汗，四肢无力，智力不健，语言迟发，齿生过缓，立迟行迟，囟门迟闭，头方肋翻，甚至鸡胸，下肢弯曲，舌质淡少苔，脉细软无力。

内服偏验方

鸡蛋皮粉

【方剂】鸡蛋皮。

【制法用法】将鸡蛋皮洗净，烤干，研粉过筛极细。1周岁以下每次服 0.5g，1~2 岁每次 1g，每日 2 次。

【功效主治】制酸补钙。主治手足搐搦症、佝偻病。

苍味龙牡散

【组成】龙骨、牡蛎各 5g，苍术、五味子各 1.5g。

【制法用法】上药共研极细末，和匀，贮瓶备用。口服。一日服 2 次，每次 1.5g，服时加白糖适量，温开水冲服。连服 15 天 ~3 个月。

【功效主治】健脾固涩。主治小儿佝偻病。

菟龙液

【组成】菟丝子 30g，牡蛎、龙骨各 20g，党参、北黄芪各 10g，白术、陈皮、柴胡、郁金、五味子各 6g。

【制法用法】浓缩液。上药加水煎煮 3 次，滤汁去渣，合并滤液，加热浓缩成口服液。每毫升内含生药 2g。贮瓶备用。口服。每日服 3 次，每次 10~15ml，连服 1~2 个月。

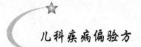

【功效主治】健脾补肾疏肝。主治小儿佝偻病。

陈皮丁香方

【组成】党参、生黄芪、黄精各 10g，土茯苓、陈皮各 6g，丁香 1g。

【制法用法】将上药水煎 3 次后合并药液，浓缩成 100ml，加入红糖 10g，搅拌均匀。分 3~4 次口服。每日 1 剂。10 剂为 1 个疗程。

【功效主治】升阳补气。主治小儿佝偻病。

菟参方

【组成】菟丝子、黄芪、党参各 15g，牡蛎、龙骨、麦芽、苍术、生甘草各 6g。

【制法用法】将上药水煎 2 次后合并药液，制成糖浆剂 30ml，备用。本方为 1 日剂量，分 2 次服完。

【功效主治】温肾补气。主治小儿佝偻病。

龙骨粉

【组成】苍术、茯苓、生黄芪、党参、五味子各 15g，龙骨、牡蛎各 50g。

【制法用法】将上药共研为极细末，装入瓶内，密闭备用。用时，加红糖适量，温开水冲服，每日 3 次，每次服 1~1.5g。

【功效主治】温补肾阳。主治小儿佝偻病。

地黄方

【组成】熟地黄、黄精、怀山药、石菖蒲、茯苓、丹参各 3g，远志、陈皮、枳实各 1.5g，甘草 0.9g，鹿茸 0.3g。

【制法用法】上药共研极细末，和匀，贮瓶备用。口服。一日服 3 次，每次 0.5g，用糖水送服。

【功效主治】养心养窍、健脾助运。主治小儿五迟、五软。

防风独活方

【组成】枳壳（麸炒）、防风、独活、大黄（煨）、前胡、当归、麻黄各 9g。

【制法用法】上药共研细末，和匀，面糊为丸，如黍米大，贮瓶备用。口服。每次服 15~16 丸，看儿大小，以米饮下，食后服。仍灸肺俞穴，在三椎下两旁各一寸半；心俞穴，在五椎下两旁各一寸半；膈俞穴，在七椎下两旁各一寸。六处穴各灸三壮。以小儿中指节为一寸。艾炷以小麦大，但灸三壮而已。

【功效主治】祛风散寒、理气活血。主治小儿龟背。

松蕊丹

【组成】松花、枳壳、防风、独活各 30g，麻黄、川大黄、前胡、桂心各 15g。

【制法用法】上药共研极细末，和匀，炼蜜为丸，如黍米大。贮瓶备用。口服。日服 1~2 次，每次 10 丸。

【功效主治】祛风散寒、温脊通络、理气宣肺、凉血活血。主治小儿龟背。

参术浆

【组成】苏条参、白术、茯苓、芡实、薏苡仁、莲子、怀山药、银柴胡各 9g，陈皮、台乌药、苍术、小枣各 6g，炙甘草、砂仁各 3g。

【制法用法】上药水煎，浓缩，制成糖浆。贮瓶备用。口服。

每日服 2 次。每次 5~15ml，1 个月为 1 疗程。

【功效主治】健脾养肝。主治小儿佝偻病（肝脾不调型、初期轻度）。

菟芪液

【组成】菟丝子、黄芪、党参各 15g，牡蛎、龙骨、麦芽、苍术、生甘草各 6g。

【制法用法】上药加水煎煮 3 次，滤汁去渣，合并滤液，加热浓缩（加红糖 50g）制成糖浆 150ml 备用。口服。每日服 3 次，3 个月以内者每次服 6ml；4~18 个月者每次服 10ml；19 个月以上者每次服 15ml。3 周为 1 疗程。

【功效主治】补肾、健脾、固涩。主治小儿佝偻病。

参黄液

【组成】党参、生黄芪、黄精各 10g，土茯苓、陈皮各 6g，丁香 1g。

【制法用法】将上药水煎 3 次，合并药液，浓缩成 100ml，加入红糖 10g，搅拌均匀，贮瓶备用。口服。上药为 1 日量，分 3~4 次服。10 天为 1 疗程。

【功效主治】补气健脾。主治小儿佝偻病。

参芪丁汤

【组成】党参、黄芪各 9g，丁香 1.5g。

【制法用法】将上药水煎 3 次，合并药液，浓缩成 15ml，加入红糖 2g，制成糖浆剂，贮瓶备用。口服。上为 1 日量。每日 15ml，分 3 次口服。

【功效主治】健脾益气、温中暖肾。主治小儿佝偻病。

芪菟液

【组成】黄芪、菟丝子各 20g，牡蛎、苍术、麦门冬、甘草各 10g。

【制法用法】将上药 7 日剂量，依法加工制成糖浆 200ml，贮瓶备用。口服。每日服 3 次，3 个月以内者每次 5ml；3~18 个月者每次 10ml；18 个月以上者每次 15ml，4 周为 1 疗程。一般服 1~2 个疗程。

【功效主治】健脾益气、补肾壮骨。主治小儿佝偻病。

蛋壳散

【组成】鸡蛋壳适量。

【制法用法】散剂。将上药焙干研为细末，贮瓶备用。口服。每次服 1.5g，每日服 3 次，温开水冲服。

【功效主治】补钙壮骨、消食健脾。主治小儿佝偻病。

五膝瓜散

【组成】五加皮 15g，牛膝、木瓜各 9g。

【制法用法】上药共研极细末，和匀，贮瓶备用。口服。一日服 3 次，每次 1.5g，用水、酒各少许为引送服。

【功效主治】祛湿、通络、壮筋，主治小儿行迟。

菖蒲方

【组成】石菖蒲、人参、麦门冬（炒）、川芎、乳香、当归、远志（甘草水泡）、朱砂各等份。

【制法用法】上药共研细末，和匀，炼蜜为丸，如黍米大，贮瓶备用。口服。日服 2 次，每次服 10 丸，粳米汤送下。

【功效主治】益心养阴、活血开窍。主治小儿语迟者。

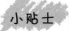

小儿佝偻病的预防措施

1. 新生儿期的预防

（1）加强护理，提倡母乳喂养，并尽早开始晒太阳。

（2）对早产儿、双胎儿、人工喂养儿或冬季出生的小儿可进行药物预防。

2. 婴幼儿期的预防

（1）提倡母乳喂养，及时添加辅食，保证小儿对各种营养素的需要。

（2）对体弱儿或在冬春季节，应用维生素 D 预防仍是重要方法，但要按照医生的嘱托进行服用。

（3）多晒太阳是防治佝偻病的简便有效措施，应广泛宣传大力推广。尽量暴露皮肤并逐渐增加晒太阳的时间。平均每日户外活动应在 1 小时以上。

第十五章　新生儿脐部疾病

脐炎，是初生婴儿常见病症。此症多因新生婴儿洗浴时，脐部被水所浸；或被尿液所渍；或解包不慎，误伤脐带；或脐带被衣被摩擦，久则发炎所致。脐肤发红漫肿，灼热，水湿浸淫，久而不干，甚则糜烂，亦有脓液溢出等。

脐突，又名"脐肿"，是指初生儿肚脐眼突出。多系断脐后，初次洗浴系脐不紧，脐孔被水湿所浸；或被尿布所渍；或脐痂被摩擦脱落过早；或胎儿受母积热等因所致。婴儿脐突如粟，质软疼痛。

脐疮，在婴儿脐疾中较为常见。多因脐湿、脐炎迁延不愈发展而成。或因衣服摩擦，损伤脐部肌肤，继受毒邪感染而致。脐部红肿热痛，甚至溃烂化脓，溢液，或伴发热，面赤，啼哭不休，舌红苔黄，指纹红紫。

外用偏验方

枯黄粉

【组成】枯矾 30g，黄连 20g，朱砂 10g，冰片 2g。

【制法用法】上药分别研成极细末，后加入氧化锌 10g，炉甘石 10g，将各药混合过细筛。贮瓶备用，勿令泄气。外用。用时取 2% 甲紫溶液适量调此药粉少许，外涂于患处，每日涂 2~3 次。

【功效主治】清热解毒、收敛生肌。主治新生儿脐炎。

马齿苋方

【组成】干马齿苋（如缺，可用棉花子代之）1 把。

【制法用法】将上药烧灰存性成黑炭状，研细末，贮瓶备用。外用。先用四季葱煎水洗净脐部，洗后用药棉拭干脐孔中水，再取本散撒满脐孔，外加消毒纱布覆盖，胶布固定。未愈，可再敷 1 次。

【功效主治】清热杀菌、通阳利湿。主治小儿脐带脱落后、脐孔久不收水。

枯矾龙骨麝香散

【组成】枯矾、煅龙骨各 6g，麝香 0.15g。

【制法用法】上药共研极细末，和匀。贮瓶备用，勿泄气。外用。每取本散适量，撒入脐中，外以消毒纱布覆盖，胶布固定，或绷带包扎固定。每日换药 1 次。

【功效主治】收敛燥湿、消肿止痛。主治新生儿脐湿与脐疮。

南瓜蒂散

【组成】南瓜蒂数个。

【制法用法】散剂。上药置新土瓦上焙干研细末，贮瓶备用。外用。先用生理盐水洗净脐部，拭干，再取本散填满脐中，外以消毒纱布覆盖，胶布固定。每日换药 1 次。

【功效主治】消炎、收敛、祛湿。主治新生儿脐湿。

矾龙散

【组成】枯矾、煅龙骨各等份。

【制法用法】上药共研极细末，和匀，贮瓶备用。外用。每取此散少许，干撒脐上，一日 2~3 次。

【功效主治】收敛、祛湿。主治新生儿脐湿、脐疮。

二豆散

【组成】赤小豆（不去皮）、淡豆豉、天南星（去皮脐）、白薇各等份。

【制法用法】上药共研极细末，和匀，贮瓶备用。外用。每取本散适量，以芭蕉树汁 3~6g（以刀刺破活芭蕉树后，取溢出之汁）调敷脐中及其四周，纱布包扎。每日换药 2 次。

【功效主治】清热消肿止痛。主治婴儿脐突。

枯矾白及黄柏方

【组成】枯矾、白及、川黄柏各等份。

【制法用法】上药共研极细末，和匀，贮瓶备用。外用。取适量，撒入脐中，外以纱布覆盖，胶布固定。每日换药 1 次。

【功效主治】清热燥湿、固涩收敛、消肿止痛。主治小儿脐突。

金骨方

【组成】川黄连 6g，煅龙骨、白胡椒各 3g。

【制法用法】上药共研极细末，和匀，贮瓶备用。外用。每取本散适量，撒入脐疮上，外以纱布包扎固定，每日换药 1 次。

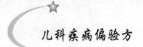

【功效主治】清热祛湿、消肿止痛。主治小儿脐疮。

龙骨方

【组成】煅龙骨 1.5g，轻粉 1.5g，川黄连 4.5g。

【制法用法】散剂。上药共研极细末，和匀，贮瓶备用。外用。每取本散适量，撒入脐中，外以纱布覆盖，胶布固定。每日换药 1~2 次。

【功效主治】清热解毒、收敛祛湿、消肿止痛、祛腐生肌。主治小儿脐疮。

烧盐散

【组成】食盐（火烧）、枯白矾各等份。

【制法用法】上药共研极细末，和匀。贮瓶备用，勿令泄气。外用。先将小儿脐孔及脐周围用无刺激性消毒药水洗净，待稍干后，取本散少许，撒入脐孔及周围用干药棉或干纱布垫覆盖，并稍加压固定。隔日换药 1 次。

【功效主治】消炎收敛。主治小儿脐疮（又名脐孔湿疹）。瘙痒糜烂、迁延反复、不易结痂。

黄龙乌贼方

【组成】川黄连、煅龙骨各 6g，乌贼骨 3g。

【制法用法】上药共研极细末，和匀，贮瓶备用。外用。每取本散少许，撒于脐中。上盖敷料，胶布固定。每日换药 1 次，上药前，先用双氧水洗净脐疮部。

【功效主治】解毒消肿、收湿敛疮。主治小儿脐疮。

地黄黄连方

【组成】生地黄 30g，川黄连、黄柏、姜黄、当归各 9g。

【制法用法】上药用麻油 300ml 炸枯去渣，炼油，黄丹收膏，备用。外用。每取本膏适量，外敷于脐疮上。外以纱布覆盖，胶布固定。每日换药 1 次。

【功效主治】凉血解毒、活血消肿。主治小儿脐疮。

青黛方

【组成】青黛、黄柏、生石膏各 30g。

【制法用法】上药共研极细末，和匀，贮瓶备用。外用。每取此散少许，撒于患处。每日 1~2 次。

【功效主治】清热解毒胜湿。主治脐疮。脐部红、肿、热、痛或有糜烂、脓液。

马归方

【组成】马齿苋、当归各等份。

【制法用法】将上药炙成炭状，共研细末，和匀，贮瓶备用。外用。每取此散少许，撒于肚脐溃烂处。每日换药 2 次。

【功效主治】活血解毒。主治小儿脐疮。

五茶方

【组成】五倍子 15g，生大黄 12g，儿茶 10g，川黄连、生甘草各 8g，冰片 5g。

【制法用法】上药共研为极细末，和匀。贮瓶备用，勿令泄气。外用。每取此散少许撒于肚脐溃烂处。每日换药 1~2 次。至愈为止。

【功效主治】活血解毒、收敛祛湿。主治小儿肚脐感染。

白及明矾黄连方

【组成】白及、明矾各100g，黄连50g。

【制法用法】白及、黄连干燥后，与明矾共研细粉，过120目筛，和匀。贮瓶密闭。外用。外撒患处。

【功效主治】止血消炎。主治新生儿断脐。

乳香没药方

【组成】制乳香、制没药各5g，全蝎、守宫、冰片、血竭各3g，斑蝥1.5g，轻粉0.5g，蜈蚣6条。

【制法用法】先将蜈蚣、全蝎、斑蝥、守宫焙黄入余药共研极细末，和匀。贮瓶备用，勿令泄气。外用。先将瘘管消毒后，再取本丹15~25g，入烊化后的安灰黑膏药中心，外贴瘘管处。每3天换药1次。

【功效主治】消炎祛腐、拔毒生肌。主治脐瘘。

小贴士

预防新生儿脐炎的注意事项

（1）很多新生儿脐炎是因为新生儿的衣服包裹太紧，特别是脐部包裹很严，透气性差，就会比较容易发生脐炎的，这种情况一般是在冬天出生的宝宝。所以新生儿穿衣服的时候要注意松紧透气。不要包裹脐带上面。

（2）脐带有尿或者进水也是容易发生脐炎的，所以，在给宝宝垫尿布的时候，不要将尿布盖到新生儿脐带上，这样可能会导致尿液流到脐带上，还有在给新生儿洗澡的时候，要避免让水进入到脐带，如果进水了，也要及时擦干净。

（3）新生儿洗澡后，可以用医用酒精给脐带擦洗一下，如果已经发现脐带有点红肿了，可以先用碘酒消毒，然后再用酒精擦洗干净，用酒精擦洗的时候，不能只擦外面，要把脐带里面擦干净。

第十六章　小儿其他杂病

小儿处在生长发育时期，神经系统、内分泌系统及许多脏器发育尚不完善，肝、肾的解毒和排毒功能以及血脑屏障的作用也不健全，因此常会生病。除了一些常见病外，小儿还可能会患上如幽门狭窄、口疮、中耳炎、咽炎、黄疸等其他疾病。

第一节　内服偏验方

金芽散

【组成】鸡内金、神曲、槟榔、炒谷芽、炒麦芽、山楂、炒莲肉各 10g，使君子 6g。

【制法用法】上药共研极细末，和匀，过 120 目筛，贮瓶备用。口服。每日服 6~8g，分 3~4 次温开水冲服。7 天为 1 疗程。

【功效主治】健脾消食、驱虫化积。主治食积、虫积者。

麦芽金钱草方

【组成】生麦芽、金钱草各 9g，茵陈 15g，穿肠草 6g，通草、生黄柏各 3g。夜寐不安加莲子心、钩藤；呃逆加竹茹、丁香；腹胀加大腹皮；黄疸重者加青黛、血竭、广水牛角。

【制法用法】水煎服煮。每日 1 剂，分 3 次服。

【功效主治】清化湿热、疏利肝胆。主治婴儿黄疸。

茵陈茯苓方

【组成】茵陈 12g，茯苓、生麦芽、金钱草各 9g，白术、穿肠草各 6g，通草、黄柏各 3g。腹泻加肉豆蔻、赤石脂；腹胀加橘核、大腹皮；腹壁静脉曲张、肝脾肿硬加柴胡、丹参、海藻、昆布。

【制法用法】水煎煮。每日 1 剂，分 3 次服。

【功效主治】健脾化湿、调畅气机、疏肝利胆。治疗婴儿黄疸。

大黄方

【组成】生大黄 20g。

【制法用法】将上药置杯中，加沸开水 150ml，加盖严实。约 10 分钟后含服。每天可冲泡 2 次。

【功效主治】清热泻火。主治小儿口疮。

柴胡石膏汤

【组成】生石膏 15g，柴胡 12g，葛根、天花粉、黄芩、炒牛蒡子、连翘、桔梗、升麻、甘草各 9g。

【制法用法】将上药水煎。每日 1 次，每次 1 剂。

【功效主治】清热解毒。主治小儿痄腮。

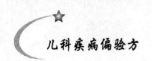

第二节 外用偏验方

马钱子膏

【组成】马钱子、血竭、五倍子、红花、桃仁、地鳖虫、威灵仙、乳香、没药、雄黄、蜈蚣、牛膝、当归各100g。

【制法用法】上药共研极细末，和匀，用蜂蜜适量调匀成软膏状，贮瓶备用。外用。用时取药膏适量敷在患肢的阴面各关节处。其面积等于该关节阳面之大小。为防止渗蜜，药的外面可加一层油纸，再用纱布绷带缠好，但不要扎得过紧，以免阻碍血液循环。

【功效主治】温经散寒、活血通络。主治小儿痿证。

黛连散

【组成】青黛、黄连、乳香、石膏各15g，寒水石9g，冰片、硼砂各6g。

【制法用法】将上药共研为细末，密闭贮存。用时，用纸筒将药末少许吹入口腔患处。

【功效主治】清热泻火。主治小儿口疮。

川黄粉

【组成】川黄连、黄芩、川黄柏各30g，地榆、青黛、孩儿茶各25g，五倍子、冰片各15g，枯矾10g。

【制法用法】将上药共研为极细末，装瓶内备用。用时，取药末少许含于口中，每日3次。

【功效主治】清热燥湿。主治小儿鹅口疮。

梅枯散

【组成】乌梅炭、枯矾，茶叶 9g，硼砂 1.5g（或冰片）。

【制法用法】先将前 3 味药共研细末，再加硼砂或冰片同研和匀，装瓶备用。先清洗口腔溃疡面，再把药粉均匀撒布疮面上。每日 1 次。

【功效主治】解毒、收湿、敛疮、生肌。主治口疮。

橘叶茴香散

【组成】鲜橘叶 100g，小茴香、麸皮各 30g，食盐 50g。

【制法用法】将橘叶、小茴香捣成粗末后，加入麸皮，食盐混匀后，炒热装入纱布口袋，缝口备用。外用。取药袋趁热外敷脐部 3~4 小时。

【功效主治】理气、散寒、消胀。主治小儿中毒性肠麻痹。

黄香仁散

【组成】大黄、木香、桃仁、红花、栀子、玄明粉各等份。

【制法用法】上药共研细末，和匀，贮瓶备用。外用。每取此散 30~50g，以酸醋适量调匀敷于患处，用纱布绷带包扎系定。一般 2~3 天换药 1 次。若敷后药粉干燥松散，可再加适量酸醋调敷继续使用，也可待小儿睡眠时外敷，醒后取下。

【功效主治】活血化瘀、软坚散结。主治小儿肌性斜颈。

肉桂丁香散

【组成】肉桂、公丁香、广木香各 1.5g，麝香 0.15g。

【制法用法】上药共研极细末，和匀，贮瓶备用。外用。取熟鸡蛋去壳，对剖去黄。纳药粉于半个蛋白凹处，复敷脐上，外扎纱布，2小时后如能肠鸣蠕动，矢气频转，则为生机已得，便畅腹软，转危为安，如未见转气，可再敷1次，必可见功。

【功效主治】温阳导滞。主治小儿肠麻痹症。

苍术花椒散

【组成】苍术、花椒、牙皂、白芷、细辛各100g，肉桂、丁香、生甘草各20g。

【制法用法】上药共研极细末，和匀，贮瓶备用。外用。用时取葱白10g，切细捣烂成泥状，再取药末20g倒入葱泥内拌匀，另用10cm×10cm白布一块，摊药于上，外敷脐部口上盖敷料，胶布固定。12小时后取下。

【功效主治】祛风散寒、理气消胀。主治中毒性肠麻痹。

元明粉血竭散

【组成】元明粉、血竭、生大黄、红花、桃仁、延胡索、郁金各50g。

【制法用法】上药共研极细末，和匀，贮瓶备用。外用。用时根据患儿肿块之大小，剪一比肿块稍大之纱布块，薄薄涂上一层凡士林，然后撒上药粉，敷贴于肿块上，外用胶布固定。隔日换药1次。

【功效主治】活血化瘀、消肿止痛。主治小儿肌性斜颈。

大黄木香散

【组成】生大黄、广木香、栀子、红花、桃仁、川芎、白芷各等份。

【制法用法】上药共研极细末，和匀，贮瓶备用。外用。用时取药末 50~60g，以陈醋适量调成稠糊状，外敷于患处，用纱布包扎即可。一般 2~3 天换药 1 次，若敷后药粉干燥松散，可再加适量陈醋调拌续敷。或在小儿睡后敷用，醒后取下。

【功效主治】活血通络、清热消肿。主治小儿肌性斜颈。

南星冰片散

【组成】生南星 6g，冰片少许（约 0.3g）。

【制法用法】上药共研极细末，和匀。贮瓶备用，勿令泄气。外用。用时取上药末，和生姜汁用手指蘸药，放入牙根与牙龈擦之反复多次。如牙关不开者，将药末调成稀糊状，含在医生口内，以笔管插入病人鼻孔，将药极力吹入，牙关立时即开。

【功效主治】化痰开窍。主治小儿口噤。

玄明粉散

【组成】玄明粉、郁杏仁、槟榔、川厚朴各等份。

【制法用法】上药共研极细末，和匀，贮瓶备用。外用。用时取药粉 5g，以白酒调和成软膏状，贴敷肚脐上，外以纱布包扎固定。通便除之，隔 2 日再敷 1 次。

【功效主治】导滞通下。主治先天性巨结肠症。

四黄泻火汤

【组成】板蓝根各 30g，生大黄（后下）6g，生石膏、黄芩、生山栀、连翘、赤芍、野菊花各 9g，人中黄 4.5g，黄连 3g。

【制法用法】将上药碾碎，过 100 目筛，备用。涂或喷于患处。

【功效主治】清火解毒、凉血利咽。主治小儿口腔溃疡。

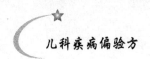

黛黄散

【组成】青黛、生大黄各等份，冰片、食醋适量。

【制法用法】将前二药研细末，再加冰片少许调匀，用食醋调成糊状，备用。将药糊涂敷患处，每天换药 1 次。以患部肿胀消失为止。

【功效主治】清热凉血。主治流行性腮腺炎。

萸杖散

【组成】吴茱萸 9g，虎杖 5g，紫花地丁 6g、胆南星 3g。

【制法用法】上药共研细末，备用。用时取 6~15g，以醋调和成糊状，敷双足涌泉穴。上盖塑料薄膜，再覆以纱布，用胶布固定。

【功效主治】清热、解毒、消肿。主治腮腺炎。

消肿膏

【组成】大黄、芒硝、赤小豆各 100g，白矾 20g。

【制法用法】上为细末，过 80 目筛，用凡士林 300g 调匀成膏状，备用。用时视肿面大小，取此膏敷患处，外以纱布盖上，胶布固定。每日换药 1~2 次。

【功效主治】清热泻火、消肿止痛。主治腮腺炎。

疰腮散

【组成】吴茱萸 15g，白蔹、大黄各 6g，胆南星 3g，虎杖 9g。

【制法用法】上药共研细末，贮瓶备用。用时视年龄大小，1岁以下，每次用药 3g；1~5 岁每次用药 6g；6~10 岁每次用药 9g；11~15 岁每次用药 12g；16 岁以上者每次用药 15g。使用时先以酒精棉球擦两足涌泉穴处，然后将药膏平摊于纱布上，敷贴涌泉穴上，再用绷带包扎固定。24小时换药1次。

【功效主治】解毒散结。主治痄腮面颊红肿疼痛或伴发热者。

六神冰黛散

【组成】青黛30g，六神丸（研细）30粒、冰硼散15g，芒硝12g。

【制法用法】上为细末，混匀备用。用时取适量，以老陈醋调成糊状，敷贴于腮腺肿胀处和涌泉穴，每6~8小时更换1次，直至发热、肿痛消失。

【功效主治】清热解毒、消肿止痛。主治流行性腮腺炎。

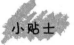

小贴士

儿童突发性疾病有哪些

1. 肠套叠

肠套叠是婴幼儿从出生后六个月至整个幼儿期最易发生的疾病，发病时腹痛剧烈，幼儿像被火烧了似的哭闹，并有恶心与疲惫症状。

2. 阑尾炎

腹痛疾病有时可能会是阑尾炎。不过，婴儿很少患此病。到幼儿期，有患阑尾炎的，但症状并不典型。当幼儿主诉有剧烈的腹痛，特别是当有恶心时，应立即送医院检查。

3. 心脏病、糖尿病、哮喘

当儿童出现严重呼吸困难和发绀以后，或出现长时间昏睡，都要立即送医院进行诊治，以免延误儿童的先天性心脏病、糖尿病和哮喘病的治疗，造成危重病例。

4. 中毒性消化疾病

婴儿因消化不良发烧而发生痉挛或者丧失意识，需要尽快进行输液。

5. 白喉

白喉是指声音嘶哑，有犬吠样咳嗽和呼吸困难，应立即注射血清和抗生素。

6. 癫痫

没有发烧，但婴儿或幼儿却出现了痉挛。癫痫的痉挛，过一会儿就会控制住。但也应去医院诊治。

7. 嵌顿疝

嵌顿疝与肠套叠很相似，腹股沟的嵌顿疝，可引起肠坏死，所以不管是肠套叠还是嵌顿疝，都要在 24 个小时以内接受治疗。

8. 破伤风

虽然不发烧，但全身肌肉疼痛，面部歪斜，呼吸困难，若不立即注射血清，会导致死亡。

参考书目

《小儿药证直诀》	黑龙江中医药
《寿世保元》	浙江中医杂志
《丹溪治法心要》	福建中医药
《脉因证治》	广西中医药
《简明医觳》	河北中医
《备急千金要方》	白求恩医科大学学报
《奇效良方》	中国中西医结合杂志
《施丸端效方》	陕西中医
《金匮翼》	江西中医药
《证治准绳》	云南中医中药杂志
《世医得效方》	中国中医药信息杂志
《明医指掌》	上海中医药杂志
《古今医鉴》	甘肃中医
《医门法律》	实用中医药杂志
《医学妙谛》	中医研究
《医学传灯》	中医函授通讯
《太平惠民和剂局方》	上海医学
《太平圣惠方》	吉林中医药
《普济本事方》	中药材
《中医儿科临床选辑》	四川中医
《名医治验良方》	湖南中医学院学报
《中国膏方指南》	甘肃中医学院学报
《集验中成药》	新疆中医药
《北京市中药成方选集》	中国乡村医生
《单方验方治百病》	贵阳中医学院学报
辽宁中医杂志	湖南中医药导报
中医杂志	云南中医学院学报

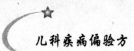

浙江中医学院学报	陕西中医函授
中医外治杂志	中医药学报
中医药研究